医学检验技术与应用

■ 主编 张 瑾 曹佳伟 胡丽萍 王卫华

U0370199

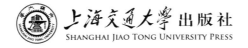

上海交通大学出版社
SHANGHAI JIAO TONG UNIVERSITY PRESS

内容提要

全书首先介绍了临床检验技术，然后从血小板检验、白细胞检验、血小板检验3个方面描述了血液检验的相关内容，接着阐述了尿液和粪便的理化检验及有形成分检验，最后详细论述了蛋白质检验、细菌学检验及病毒学检验的具体内容。本书适用于临床检验专业从业者及各级临床医护人员参考、研读。

图书在版编目（CIP）数据

医学检验技术与应用 / 张瑾等主编. --上海 ： 上海交通大学出版社，2022.9
　ISBN 978-7-313-26509-8

Ⅰ. ①医… Ⅱ. ①张… Ⅲ. ①临床医学—医学检验
Ⅳ. ①R446.1

中国版本图书馆CIP数据核字（2022）第150645号

医学检验技术与应用
YIXUE JIANYAN JISHU YU YINGYONG

主　　编：张　瑾　曹佳伟　胡丽萍　王卫华
出版发行：上海交通大学出版社　　　　　　　　　地　　址：上海市番禺路951号
邮政编码：200030　　　　　　　　　　　　　　　电　　话：021-64071208
印　　制：广东虎彩云印刷有限公司
开　　本：710mm×1000mm　1/16　　　　　　　经　　销：全国新华书店
字　　数：220千字　　　　　　　　　　　　　　印　　张：12.5
版　　次：2022年9月第1版　　　　　　　　　　　插　　页：2
书　　号：ISBN 978-7-313-26509-8　　　　　　　印　　次：2022年9月第1次印刷
定　　价：198.00元

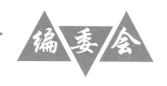

BIANWEIHUI

主　编

张　瑾　曹佳伟　胡丽萍　王卫华

副主编

付海燕　赵保永　孙智香　赵　星

编　委（按姓氏笔画排序）

王卫华（山东省梁山县中医院）

王胜男（山东省桓台县人民医院）

付海燕（山东省烟台市烟台山医院）

朱明慧（山东省桓台县人民医院）

孙智香（山东省青岛市市南区人民医院）

李文昱（山东省淄博市临淄区人民医院）

张　敏（山东省桓台县人民医院）

张　瑾（山东省聊城市人民医院）

赵　星（新疆医科大学附属肿瘤医院）

赵保永（山东省单县东大医院）

荣　杰（山东省桓台县人民医院）

胡丽萍（山东省平邑县中医医院）

曹佳伟（山东省青岛市中心医院北部院区）

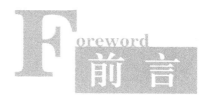

前言

　　医学检验是现代科学实验技术与生物医学的渗透结合,是我国近年来形成和发展迅速的一门多学科交叉的医学应用技术学科。它涉及临床医学、基础医学、医学物理学、化学、生物学等多学科内容。它的目标和任务是为疾病的诊断、疗效及病程的监测和预后判断提供准确、及时的实验数据和检测手段,并能结合临床提供咨询和对数据的综合分析与评价,使之转化为临床诊断信息。随着医学科学的飞速发展和检验技术在医学领域的广泛应用,临床医学对该学科的依赖和需求日益增强。医学检验必然在未来的医疗工作中发挥越来越重要的作用。为加强检验与临床的联系,更好地为临床和患者服务,提高检验医学的整体实力,我们组织了长期在临床检验一线工作的专家,在参考诸多前辈和同行著作的基础上编写了《医学检验技术与应用》一书。

　　本书共9章,内容涵盖了临床检验技术、红细胞检验、白细胞检验、血小板检验、尿液检验、粪便检验、蛋白质检验等。全书结构严谨、层次分明、内容翔实、资料新颖,且通俗易懂,能直观反映医学检验的特点。文字简练直观,可读性高。本书注重科学性、实用性的有机统一,总体上实现了检验与临床、系统与局部的高度结合,是一本集专业性、权威性和指导性于一体的检验医学专著,适合临床检验专业从业者及各级临床医护人员参考、研读,也可作为医学院校学生的参考用书。

　　在本书的撰写过程中,我们遵循普及与提高相结合的原则,尽可能使内容系统、全面、具体、实用,力求解决临床实际工作中的问题。承蒙全体编者不辞辛苦耕耘,尽责尽力,把自己的知识和临床经验毫无保留地奉献给读者,在此表示深深的敬意。由于编者水平和能力的限制,再加上编写人员较多,编写风格欠一致,尽管做了很大努力,书中疏漏、谬误之处恐难避免,敬请广大读者和专家不吝赐教,尽力斧正,不胜感激。

《医学检验技术与应用》编委会

2021 年 8 月

C ontents 目 录

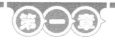

临床检验技术

第一节 分子细胞遗传学检测技术

一、荧光原位杂交

(一)荧光原位杂交技术的基本原理

荧光原位杂交技术是一种应用非放射性荧光物质,依靠核酸探针杂交原理在核中或染色体上显示脱氧核糖核酸(DNA)序列位置的方法。荧光原位杂交技术是利用一小段(通常 15～30 个 bp)用荧光物质标记过的 DNA 或核糖核酸(RNA)序列作为探针,穿透经过甲醛固定的微生物样品的细胞壁,与细胞内特定的靶序列进行杂交,探针与细胞内互补的 DNA 或 RNA 序列相结合,当用表面荧光显微镜激发时,含有与探针互补序列的微生物就会发光。

(二)荧光原位杂交技术的操作步骤

荧光原位杂交技术主要包括以下几个步骤:①样品的固定与预处理。待测样品在处理后的载玻片上进行固定,有时需要进行一些特殊的预处理。②杂交。加入探针进行杂交,一般用一种或多种探针同时进行杂交。③洗脱。去除未杂交或非特异性杂交的探针。④观察与分析。将样品置于荧光显微镜下观察,记录结果并对结果进行分析,可用图 1-1 简示。

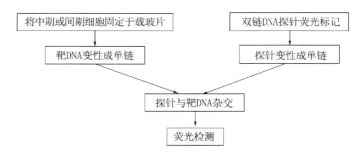

图 1-1 荧光原位杂交技术的操作步骤

(三)荧光原位杂交技术的应用

荧光原位杂交技术广泛用于分析复杂环境的微生物群落构成,可以在自然环境中监测和鉴定微生物,并能对未被培养的微生物进行检测。根据不同种属 16S rRNA 序列差异设计的探针,可以对不同的微生物种类进行特异性鉴定。近年来,应用荧光原位杂交技术研究自然环境微生物群落的报道较多,如海水沉积物的群落,海水、河水和高山湖雪水的浮游菌体,土壤和根系表面的寄居群落。荧光原位杂交技术不仅能提供某一时刻的微生物图像信息,还能监测生态环境中的微生物群落和种群动态。此外,应用荧光原位杂交技术检测和鉴定未被培养的种属或新种属。荧光原位杂交技术对于探明自然菌群的生态学和组成,以及群落对自然和人为因素动态变化的应答研究均是最有力的技术手段。

二、原位聚合酶链反应

原位聚合酶链反应(polymerase chain reaction,PCR)将 PCR 技术的高效扩增与原位杂交的细胞定位结合起来,从而在组织细胞原位检测单拷贝或低拷贝的特定 DNA 或 RNA 序列。

(一)原理和方法

1.基本原理

(1)原位杂交技术是将分子杂交与组织化学技术结合起来,用标记的 DNA 或 RNA 为探针,在原位检测组织细胞内特定的 DNA 或 RNA 序列。因此,在显示阳性杂交信号时,不仅能判别含有靶序列的细胞类型,还能显示组织细胞的形态结构特征与病理变化。但是,原位杂交对拷贝数较少的序列检出有一定的困难。

(2)PCR 技术是在 DNA 聚合酶的作用下,经过模板的变性、退火和引物延伸 3 种循环,将引物引导下的特异靶序列迅速地进行扩增,经过扩增的靶序列在凝胶电泳中显示出来。因此,PCR 技术具有灵敏度高、特异性强的优势。但是,PCR 技术是在液相中进行的,在扩增前,需将细胞破坏,从中提取核酸作为模板。因此,很难将 PCR 的结果与组织细胞的形态结构联系起来,也很难判断含特异性靶序列的细胞类型。

原位 PCR 技术成功地将 PCR 技术和原位杂交技术结合起来,既保持了两项技术的优势,又弥补各自的不足。

2.原位 PCR 分类方法

(1)直接法原位 PCR:特点是使扩增产物直接携带标记分子。在反应体系中使用标记的三磷核苷酸或引物。放射性核素、生物素和地高辛是 3 种最常见的标志物。当 PCR 扩增时,标记分子就掺入扩增产物中。根据标志物的性质,用放射自显影、免疫组织化学或亲和组织化学等技术对扩增产物进行检测。直接法原位 PCR 的优点是具有高度敏感性,可检测出单拷贝,操作简便、省时省力。缺点是特异性较差,容易出现假阳性,且扩增效率较低。

(2)间接法原位 PCR:是目前应用最广泛的靶核酸序列原位扩增技术。用经固定的细胞悬液做 PCR 扩增,然后将细胞离心沉淀在玻片上,再对扩增产物进行原位检测。

间接法原位 PCR 的反应体系与常规 PCR 相同,所用的引物和三磷核苷酸都不带任何标志物。当 PCR 原位扩增结束后,再用原位杂交技术检测特异性扩增产物。与直接法原位 PCR 相比,间接法虽然复杂些,多了原位杂交检测步骤,但其扩增效率较高,更重要的是特异性比直接法强。这是因为原位杂交所用的探针可特异性地检出扩增产物中的靶序列。这样即使扩增产物中有非靶序列成分,它们也不会呈现阳性反应,因而提高了原位 PCR 的特异性。

(3)原位反转录 PCR:是结合反转录反应和 PCR 扩增检测细胞内低拷贝信使 RNA(mRNA)的方法。整个反应分两步进行。第一步以 mRNA 为模板,在反转录酶的催化下合成互补 DNA(cDNA);第二步则以 cDNA 为模板,用 PCR 对靶序列进行扩增。与液相反转录 PCR 不同的是,原位反转录 PCR 反应过程在固定的组织细胞标本上进行。进行原位反转录 PCR 的标本先要用 DNA 酶处理、以破坏组织细胞中的 DNA。这样可保证 PCR 扩增的模板是从 mRNA 反转录合成的cDNA,而不是细胞中原有的 DNA。

(4)原位再生式序列复制反应:原位再生式序列复制反应是随着 PCR 技术发展而出现的一项直接进行 RNA 扩增的新技术。原位再生式序列复制反应特点:①需 3 种工具酶,即 AMV 反转录酶、大肠肝菌 RNA 聚合酶和 T7RNA 聚合酶。②引物的 5′端含 T7RNA 启动子。③扩增反应在 42 ℃下进行 2 小时,不需要热循环。

原位再生式序列复制反应为检测细胞内低拷贝数的 mRNA 开辟了一个新途径。因其扩增反应在较低的温度下进行,组织抗原性不会被破坏,特别有利于与免疫组织化学相结合。

(二)实验程序

1.标本的制备

组织细胞固定,以 10%的缓冲甲醛溶液或 4%的多聚甲醛固定后,进行原位 PCR。固定的时间一般不宜过长,视组织的大小而定,一般以 4 ℃ 4~6 小时为宜。在进行 PCR 前,组织标本需经蛋白酶处理,增加其通透性,充分允许反应系统中的各成分进入细胞内,并能很好地暴露靶序列以利于扩增。

2.原位扩增 PCR

在组织标本中进行 PCR 扩增,其基本原理与液相 PCR 完全相同。PCR 所用的引物长度一般以 15~30 bp 为宜,扩增片段的长度为 100~1 000 bp。原位 PCR 宜用较短的引物,从石蜡切片中提取的 DNA 很少超过 400 bp,RNA 很少超过 200 bp,较长序列的扩增易导致引物与模板的错配,产生非特异性扩增产物。

3.洗涤

原位扩增结束后,标本应清洗,以除去弥散到细胞外的扩增产物。洗涤不充分,会导致非扩增产物在检测中显现,造成背景过深或假阳性结果。洗涤过度,会造成细胞内扩增产物脱落,使阳性信号减弱或丢失。

4.原位检测

原位 PCR 扩增产物的检测方法,取决于原位 PCR 的设计方案。直接法根据标记分子的性质对扩增产物进行原位检测,间接法则需用原位杂交的方法检测。

三、在血细胞诊断和研究中的应用

(一)荧光原位杂交在生物医学领域中的主要应用

1.在基因制图和基因诊断方面的应用

基因制图或基因定位是人类基因组计划的主要任务之一。荧光原位杂交能将克隆的 DNA 或 cDNA 顺序在染色体上进行精确定位,并能同时对多个 DNA 片段在染色体上的排列加以显示。基因定位可为遗传连锁分析提供更多 DNA

标记,反过来也为更多基因的克隆提供信息。某些遗传病,如威廉姆斯综合征,多由染色体的微小缺失所致,当采用荧光原位杂交时,可以对缺失加以检测(图 1-2)。

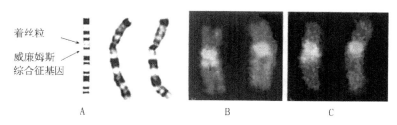

图 1-2 威廉姆斯综合征中的染色体微小缺失

A.威廉姆斯综合征基因用荧光标记;威廉姆斯综合征患者染色体(B 右,C 右)与

正常人(B 左,C 左)比较表现为威廉姆斯综合征基因缺失

2.在产前诊断和肿瘤细胞遗传学方面的应用

先天性染色体数目异常常导致疾病和肿瘤的发生。利用染色体特异的探针(如着丝粒的 α 卫星)可以对染色体数目进行荧光原位杂交显示。绝大多数肿瘤伴有染色体结构的改变,如染色体断裂、重排等。使用染色体描绘的方法,可以很直观地了解染色体结构改变的情况。

3.在感染性疾病的诊断和研究中的应用

有些感染性疾病,主要是病毒,如 EB 病毒、人乳头瘤病毒、乙型肝炎病毒、丙型肝炎病毒等感染不仅可导致急性疾病,而且其特异的基因组可以整合到人基因组中去,导致肿瘤发生。利用荧光原位杂交可对机体的感染情况进行分析,并能对感染后的预后进行判断。

4.在细胞和染色体分选方面的应用

荧光原位杂交不仅应用于染色体,还可以应用于间期细胞;不仅可以在玻片上进行,也可以在悬液中操作。如荧光原位杂交与流式细胞技术联用,即可对特异的细胞和染色体加以分选。

5.在生物进化方面的应用

利用荧光原位杂交可以在染色体水平上对生物的进化情况进行研究,并能确定物种之间的亲缘关系。

(二)原位 PCR 在生物医学领域的主要应用

1.感染性疾病基因检测

(1)病毒基因的检测:应用原位 PCR 技术,使感染病毒的细胞较容易地被检出。利用原位 PCR 对乙型肝炎病毒、丙型肝炎病毒、单纯疱疹病毒、麻疹病毒、脊髓灰质炎病毒及人乳头瘤病毒等病毒的检测,既提高了敏感性,也达到了组织细胞定位的目的,能够及时发现感染人群。

（2）细菌基因的检测:最突出的应用是在结核分枝杆菌的检测上。当结核病变不够典型时,经过抗酸染色的方法很难在镜下找到结核分枝杆菌,而应用原位 PCR 技术可以帮助明确诊断。

（3）导入基因的检测:在转基因动物及接受基因治疗的个体中,是否导入了基因,均可用原位 PCR 技术证实。因此,原位 PCR 技术在研究导入基因的遗传稳定性、基因工程应用及基因治疗等方面有着重大意义。

2.基因变异的研究

生物体具有遗传和变异的特性,当机体内、外环境改变时,某些基因会发生变异。原位 PCR 能用于基因突变、基因重组和染色体易位等基因变异研究。Embleton 等用原位反转录 PCR 技术,在单个细胞内显示了扩增、拼接、重排的免疫球蛋白重链及轻链可变区基因。此外,应用此技术还可鉴定特定种类的单个细胞或遗传的特定 DNA 序列变异。

3.基因表达及定位研究

原位反转录 PCR 技术能够反转录 mRNA 到 cDNA,然后原位扩增 cDNA 来检测 mRNA 的表达。可用于检测固有内源性基因表达和导入的外源基因表达。其定位从组织细胞逐渐发展到了亚细胞及染色体上。原位 PCR 的检测范围大大超过原位杂交技术,为特殊细胞 mRNA 的拷贝数和基因低水平的表达提供了一种最有效的方法。

(三)在血液系统肿瘤诊断中的应用

1.分子遗传学基础

肿瘤相关基因包括癌基因、抑癌基因和细胞程序化死亡基因三大类。这些基因表达的产物控制着细胞生命最基本过程:生长、增生、分化,并参与机体的协调发育。由此对肿瘤相关基因的协同作用的研究也成为目前肿瘤作用机制研究的一个热点。研究癌基因的激活及灭活方法、抑癌基因功能失活,以及癌基因与抑癌基因间的相互作用和平衡,在白血病和淋巴瘤的发病过程中具有重要作用。

造血系统肿瘤中癌基因激活机制主要是染色体易位,包括两种方式:①两个基因(其中一个是原癌基因)发生重组,产生融合基因并表达融合蛋白,融合蛋白具有转化活性。②将癌基因置于免疫球蛋白基因或 T 淋巴细胞受体基因的控制下,使之异常表达或易位表达,导致肿瘤的发生。

（1）基因融合。①BCR-ABL 融合基因在 90% 以上的慢性髓细胞性白血病和部分急性白血病中，由于 9 号染色体和 22 号染色体间交互易位 t(9;22)形成 Ph 阳性白血病。22 号染色体上的 BCR 基因与 9 号染色体上的 ABL 原癌基因易位融合，形成 BCR-ABL 融合基因。导致 22 号染色体缩短，即为费城染色体（Ph 染色体）。易位的 BCR-ABL 融合基因转录为 8.5 kb BCR-ABL 融合mRNA，在慢性髓细胞性白血病中表达为一种BCR-ABL 融合蛋白（P210），在急性白血病中，表达两种融合蛋白 P210 和 P190。与正常的 ABL 蛋白相比，P210 和 P190 在体外具有较强的酪氨酸蛋白激酶活性，使一系列的信号蛋白发生持续性的磷酸化，从而影响细胞的增生、分化、凋亡和黏附，最终引起细胞的恶性转化和白血病的发生。②PML-RARα 融合基因是 t(15;17)易位及 t(11;17)变异型易位所致。早在 20 世纪 70 年代就已经发现急性早幼粒细胞白血病中存在一种特异的染色体易位t(15;17)。是由于 17 号染色体上的维 A 酸受体 α（RARα）基因和 15 号染色体上的急性早幼粒细胞白血病基因（PML）发生交易互换所致，产生长型和短型两种不同长度的 PML-RARα 融合基因转录本。PML-RARα 融合基因编码的融合蛋白具有嵌合转录因子特征，具有复杂的DNA 结合和转录调节特征。PML/RARα 嵌合体受体可能通过"负显性作用"而作用，抑制野生型 RARα 的正常功能，从而阻止细胞分化，使细胞产生持续增生。PML/RARα 融合基因见于 90% 以上的急性早幼粒细胞白血病患者中，这些患者对全反式维 A 酸敏感。另外，急性早幼粒细胞白血病中还存在一种变异型易位 t(11;17)，是由于 17 号染色体上的 RARα 基因与 11 号染色体上一个被称为早幼粒细胞白血病锌指基因（PLZF）发生融合，形成 PLZF-RARα 融合基因，该类患者对全反式维 A 酸不敏感。PLZF-RARα 融合基因也可能通过类似PML-RARα融合基因的机制发挥作用。③AML1-ETO 融合基因在 90% 的AML-M$_{2b}$亚型中存在一种 t(8;21)易位，是 21 染色体上的 AML1 基因和 8 号染色体上的 ETO 基因交互易位，形成 AML1-ETO 融合基因，产生嵌合转录因子AML1-ETO。嵌合转录因子 AML1-ETO 对 AML1 依赖的转录性产生"负显性作用"，还可以直接抑制与骨髓分化相关的转录因子的活性，如 CCAAT/增强结合蛋白 α、Pul 等。另外，AML1-ETO 嵌合在体外，抑制白血病细胞向粒细胞系、单核细胞系和红细胞系等的分化。

（2）与免疫球蛋白有关的易位。①Burkitt 淋巴瘤中的 t(8;14)易位：75% 的 Burkitt 淋巴瘤患者存在染色体 t(8;14)易位，是 8 号染色体（8q24）上的癌基因 c-MYC 与 14 号染色体免疫球蛋白重链基因（IgH）C 区的 5′ 端上游发生交互易位,使 c-MYC 基因由原癌基因激活,从而产生过高表达或中等持续表达,包括细胞的增生、循环、黏附及细胞支架结构,即使在没有生长因子存在的情况下,也能诱导细胞增生,但其编码蛋白的顺序无结构异常。在 Burkitt 淋巴瘤患者中,20%存在 t(8;22)易位,5%存在 t(2;8)。它们是 8 号染色体(8q24)上的癌基因 c-MYC 分别与免疫球蛋白 λ 基因(22q11)的 C 区和 κ 基因(2p12)的 V 区或 C 区发生重排易位,使得 λ 基因和 κ 基因拼接到 8 号染色体 c-MYC 基因下方的不同区域,从而激活癌基因,产生肿瘤。②滤泡性 B 淋巴细胞瘤中的 t(14;18)易位:85%的人类滤泡性淋巴瘤中都可存在 t(14;18)染色体易位,使 18q21 上的癌基因 Bcl-2 重组到 14 号染色体上的免疫球蛋白基因的连接片段(J1~J2)并使之激活。Bcl-2 能抑制细胞凋亡,延迟细胞的死亡,从而导致大量的细胞堆积。

(3)与 T 淋巴细胞受体基因有关的易位。约 15%的儿童急性淋巴细胞白血病属于 T 淋巴细胞系,急性 T 淋巴细胞白血病中染色体易位的种类很多,几乎易位的一侧都与 T 淋巴细胞受体基因 αδ(14q11)或 β(q34~36)位点有关,而易位另一侧所累及的癌基因编码的产物大多数为转录因子,根据这些转录因子 DNA 结合区域结构不同,可分为螺旋-环-螺旋、同源盒结构、半胱氨酸富集或锌指等。一般认为急性 T 淋巴细胞白血病中染色体易位主要是由于介导 V-(D)-J 生理性重排的重组酶发生错误识别而引起,常见的染色体易位有 t(1;14)、t(10;14)、t(11;14)、t(7;9)、t(7;11)等。

2.原位分子诊断

常规的细胞遗传学方法是在全基因组水平筛查染色体易位,但是标准的核型分析和显带技术容易漏检许多染色体的微小异常。在分子水平诊断白血病和淋巴瘤,主要是针对特定的染色体易位和易位形成的融合基因,其方法主要包括荧光原位杂交和 PCR 等。染色体核型的波谱分析和比较基因组杂交技术是以分子杂交检测为基础,利用荧光染料检测全基因组染色体异常的新技术。

荧光原位杂交适用于多种临床标本,包括血液、骨髓、组织印片、体液,甚至石蜡包埋的组织标本。由于荧光原位杂交对处于分裂中期和间期细胞都能检测,克服了常规的细胞遗传学诊断淋巴瘤和白血病必须细胞处于分裂中期的障碍。荧光原位杂交利用 DNA 链可以和其互补链结合(杂交)的原理,杂交分子探针用荧光素、生物素或者地高辛标记,检测附着在显微镜玻片上的分裂中期或间期细胞的核 DNA。荧光原位杂交的灵敏度不及 PCR,主要用于初诊和复发的检测。

PCR 是检测融合基因确定染色体易位的首选方法。尽管不同类型的白血病和淋巴瘤存在多种染色体易位,但可以用多重 PCR 在数个试管同时检测数十种融合基因。原位 PCR 技术是将常规 PCR 的高效扩增与原位杂交技术结合起来的新方法。该方法在不破坏细胞的前提下,利用原位完整的细胞作为一个微反应体系来扩增细胞内的靶片段并进行检测,做到了在细胞原位检测单拷贝或低拷贝的 DNA 或 RNA,从而综合了 PCR 和原位杂交各自的优点,既能分辨鉴定带有靶序列的细胞,又能标出靶序列在细胞内的位置,于分子和细胞水平上研究疾病的发病机制和临床过程及病理的转归有重要的实用价值,且特异性和敏感性均高于一般 PCR 技术。因此,在医学研究和临床诊断中具有良好的应用前景。

第二节　显微镜直接镜检技术

一、显微镜分类及基本原理

光学显微镜利用玻璃透视镜使光线偏转和聚焦,并形成放大的物像。光学显微镜的最大分辨率为0.2 μm。明视野、暗视野、相差及荧光显微镜检验是微生物实验室最常使用的显微镜技术。

明视野显微镜通常用于对标本或菌株固定和染色后再观察。单染色和鉴别染色均能提高样品的反差,也可有选择地对细菌的一些特殊结构,如荚膜、芽孢、鞭毛等进行染色观察。通常物镜放大倍数最大至×100,标准目镜是×10,也可配备×15。

相差显微镜能将样品的不同部位折射率和细胞密度之间的微小差异转变成人眼能察觉的光强变化,特别适合对活细胞进行直接观察。

暗视野显微技术是将一个中空的光束在样品上聚焦,只有被样品反射或折射光线才能进入物镜形成物像,使在明亮物像周围形成黑色背景。光学显微镜因使用混合波长的光源,物像景深相对较大,故未聚焦细胞的物像模糊、背景嘈杂,清晰度不够。

荧光显微镜所用汞蒸气弧光灯或其他光源,透过滤色片产生特定波长紫外线或蓝紫光,照射用荧光染料标记的微生物,观察在显微镜中形成物像。

电子显微镜包括透射电子显微镜和扫描电子显微镜。透射电子显微镜比光学显微镜分辨率高 1 000 倍,有效放大倍数超过×10 万。很多电镜分辨距离都在 0.5 nm 以内两个点,适合研究致病微生物的形态和精细结构。

聚焦显微镜形成的物像具有非常高的分辨率和清晰度。通过激光束在样品的某一个平面扫描,检测器收集样品上每一点的激发光,可形成一个平面的光学物像。

二、不同显微镜检查技术的应用

(一)不染色标本的显微镜检查

1.湿片检验白细胞和微生物

标本中出现白细胞是提示侵袭性感染的指征之一。湿片检验是快速、有效、低成本评价白细胞和检测微生物的方法,如酵母菌、弯曲菌和阴道滴虫,对门诊患者来说可快速得到结果。湿片检验方法的敏感性通常约为 60%,因检验人员的经验而异。注意:白细胞吞噬菌体现象提示发生感染。

(1)粪便标本的湿片检验:病原微生物侵入肠黏膜引起感染的指征是粪便中出现白细胞,如感染志贺菌、侵袭性大肠埃希菌和耶尔森菌。此外,溃疡性肠炎、克罗恩病、阿米巴痢疾、难辨梭菌毒素引起的抗菌药物性肠炎等粪便中也会出现白细胞。而产志贺样毒素大肠埃希菌引起的感染与白细胞无关,是这种感染的代表性特征,因此,用抗菌药物治疗并不合适。由于粪便标本中出现白细胞的情况不确定,胃肠炎患者检出白细胞的敏感性是 50%~60%,难辨梭菌性肠炎可低至 14%,粪便标本湿片检查不能作为筛查试验,但可用于评价患者状况的手段之一。对于门诊患者来说,如用培养方法确诊胃肠炎通常需几天时间,因此,及时、快速评估对患者很有意义,用显微镜对粪便标本镜检,×400 放大就可观察到白细胞。

有研究表明,粪便中的白细胞>5 个/高倍视野的敏感性为 63.2%,特异性为 84.3%。若粪便中无白细胞但有红细胞,应送培养,一定要做大肠埃希菌培养或志贺毒素检测。

(2)尿标本湿片检查:在膀胱炎、肾小球肾炎和导尿管相关感染尿标本中可出现白细胞,报告白细胞(脓尿)有利于诊断感染。用细胞计数仪对白细胞计数,对疾病诊断具有较高敏感性。尿湿片还可观察到有动力的滴虫,但比阴道湿片或培养方法敏感性低。>5 个白细胞/高倍视野可考虑膀胱炎,预测导尿管相关感染特异性达 90%,菌落计数>10^5 CFU/mL,但敏感率仅为 37%。用计数仪法检测>10 个白细胞/μL,预测婴幼儿膀胱炎敏感性为 84%,特异性为 90%。

（3）阴道标本湿片检验：诊断生殖道感染的指标之一是出现白细胞，包括盆腔感染、宫颈沙眼衣原体感染或淋病奈瑟菌感染。阴道分泌物湿片检查包括白细胞、黏附着细菌的特殊鳞状上皮细胞，即线索细胞、酵母菌和阴道滴虫，有利于快速诊断细菌性阴道病、酵母菌性阴道炎和滴虫性阴道炎，检出大量白细胞可能与阴道滴虫感染相关。

细菌性阴道病是一种以阴道微生物菌群产生变化为临床特征的疾病。阴道微生物菌群中的优势菌从乳酸杆菌属变成阴道加德纳菌、普雷沃菌属、动弯杆菌属和人支原体。检出阴道标本中的线索细胞、酵母菌和阴道滴虫比检测白细胞更重要。对于检出阴道滴虫的标本，通常可见大量白细胞。出芽的念珠菌或假菌丝与念珠菌性阴道炎相关，线索细胞与细菌性阴道病相关。

2.氢氧化钾（KOH）湿片标本显微镜检查

KOH 湿片是不染色标本镜检最常用的方法，可快速观察组织、体液中出现的真菌，如皮肤指甲、活检标本和痰等。

将 1 滴 KOH 滴于玻片中央，将研磨后的组织、脓性材料或刮片与 KOH 混匀，盖上盖玻片，在室温中消化 10 分钟，轻微加热 KOH 玻片，以消化标本中的蛋白质；轻压盖玻片使组织分散。先在低倍镜下观察，再用×40 高倍镜观察，当出现真菌特征，继续寻找有分枝的假菌丝和横隔、发芽的酵母菌细胞。

3.KOH-DMSO 法湿片

二甲基亚砜（DMSO）为无色液体，是重要的极性非质子溶剂，它可与许多有机溶剂及水互溶具有极易渗透皮肤的特殊性质。在 KOH 中加入 DMSO（60% DMSO 水溶液中加入 20 g KOH 补水至 100 mL），至完全溶解。储存在密封深色容器中，工作液用滴瓶。标本操作同 KOH 法，但无须加热。

4.KOH-DMSO-Ink 法湿片

在 KOH-DMSO 中加入等量的蓝黑墨水后混匀。蓝色可强化视野背景的反差，特别是皮肤刮屑标本检出糠秕马拉色菌时非常有用。试剂贮存同 KOH-DMSO法。

5.印度墨汁荚膜染色

印度墨汁荚膜染色是一种负染技术，微生物与印度墨汁或染料苯胺黑混合后在玻片上涂成薄层，由于墨汁的碳颗粒或染料均不能进入细菌或其荚膜，因而细胞周围在蓝黑色的背景中呈现出一个发亮的区域，光环界限清晰，围绕着每个荚膜细胞，其大小取决于荚膜和细胞自身大小。用于观察有荚膜的酵母样真菌，也用于检测肺炎链球菌、肺炎克雷伯杆菌荚膜。

印度墨汁荚膜染色方法:在1片干净的玻片上滴1滴印度墨汁,并在上面滴加1滴生理盐水,再在玻片上加1滴脑脊液沉淀,上面加盖玻片,在盖玻片一侧用×40物镜观察,在墨汁浓淡适合的视野观察。当有出芽的酵母样细胞周围有清晰的光环时,提示有荚膜,确保焦距处于清晰状态。注意:不能使用污染了细菌或真菌芽孢的墨汁。

阳性结果为在脑脊液离心沉淀中发现带荚膜的酵母菌,提示有新型隐球菌感染,但需对此酵母菌同时进行培养、鉴定或抗原检测试验确认;而阴性结果则看不到光环。勿将白细胞和新型隐球菌相混淆。虽然白细胞可排斥碳颗粒,但白细胞周围的光环模糊、不规则;而新型隐球菌的墨汁染色,可见清晰的光环和出芽细胞,并可见一些内部结构。

注意:①墨汁染色敏感性比抗原检查低,临床疑似时要重复检查。②治疗后菌体减少,荚膜变薄。

6.暗视野显微镜检验技术

暗视野显微镜检可用于鉴定某些特定的病原微生物,如特别活泼的霍乱弧菌的动力观察、有特定形状的梅毒螺旋体等。

(1)暗视野镜检初筛霍乱弧菌。①动力观察:使用暗视野镜检观察动力,筛查霍乱弧菌时,在暗视野显微镜下观察留取15分钟内的新鲜腹泻粪便标本,霍乱弧菌运动活泼,呈穿梭状或流星状为动力阳性,初步可疑是弧菌属细菌。②血清制动试验:分别用霍乱弧菌的O1群和O139群凝集血清做血清制动试验,如果穿梭状运动消失,则可疑O1群或O139群霍乱弧菌。③确认霍乱弧菌:经6小时碱性蛋白胨水培养基增菌后,转种于庆大霉素选择培养基,并对生长菌落进行生理生化鉴定,再用O1群和O139群诊断血清凝集菌落进行确认。如果菌量过少、低温、标本留取时间过长,可引起穿梭样动力假阴性,因此,暗视野显微镜观察动力只是初步筛查试验,最终还需用培养方法确认。

(2)暗视野检查梅毒螺旋体:暗视野显微镜用于观察溃疡处或早期梅毒皮损愈合前的抽吸物,是否有可见动力的梅毒螺旋体。若见菌体细长,两端尖锐,呈弹簧状螺旋,折光率强,并可沿纵轴旋转,伴有轻度前后运动的密螺旋体,结合临床症状,即可初步判断为梅毒螺旋体。

标本采集:在抗菌药物使用前,用无菌生理盐水清洁溃疡表面,用吸水纸吸干;轻轻去除所有硬外皮;用针头或手术刀片轻刮表面直到有分泌物渗出,用无菌生理盐水拭子擦去皮肤表面带血渗出物;轻压溃疡基底部位,用玻片轻轻接触溃疡基底部位的清亮渗出物;若没有渗出物,在溃疡部位加1滴生理盐水,或在溃疡部位基底部插入注射针头抽吸,再用注射器吸 1 滴生理盐水,将标本滴在玻片上;立即盖上盖玻片,在暗视野显微镜下观察。

暗视野显微镜观察:用×40 物镜观察标本中的螺旋体,将可疑目标置于视野中央,换油镜继续观察;检验完的玻片丢弃在利器盒内,按相关生物安全要求处理。

结果解释:梅毒螺旋体围绕纵轴有旋转运动,也可前后运动,呈弯曲状,弯曲或扭动旋转,动力很强。如果形态特征和动力都符合梅毒螺旋体,报告"观察到像梅毒螺旋体的密螺旋体"。当未见到密螺旋体,报告"未观察到像梅毒螺旋体的密螺旋体"。

注意:标本一定要立即检测动力(在 20 分钟内),为了更敏感,最多可用 3 个玻片收集标本做暗视野显微镜观察,排除梅毒螺旋体。若不能立即用暗视野显微镜观察,可将空气干燥的玻片送到专业实验室,可用特异的荧光抗体检测密螺旋体,或购买商品化试剂盒检测。

7.相差显微镜检验技术

相差显微镜能将样品的不同部位折射率和细胞密度之间的微小差异转变成人眼能察觉的光强变化,特别适合对活细胞进行直接观察。用于观察细菌组分如肉毒梭菌的内生孢子,广泛用于真核细胞的研究。

(二)染色标本的显微镜检查

1.单染

仅用一种染料进行的染色,操作简单,易于使用。固定后染色,水冲晾干。常用亚甲蓝、结晶紫、石炭酸复红等碱性染料。

(1)甲基蓝:是经典的用于观察白喉棒杆菌的异染颗粒,也用于抗酸染色的复染步骤。

(2)乳酸酚棉蓝:乳酸酚棉蓝用于细胞壁染色,对于一些重要的临床致病性真菌,可用玻片法培养后进行染色,观察生长形态。

2.鉴别染色

临床微生物室最常使用的鉴别染色方法有革兰染色、抗酸染色等,特殊结构染色有芽孢染色、鞭毛染色和荚膜染色等。

(三)革兰染色

1.革兰染色方法

由丹麦医师 Christian Gram 在 1884 年建立的革兰染色已成为细菌学检验

中应用最广泛的染色方法。用碱性染料结晶紫对细菌进行初染,再用卢戈碘液进行媒染,以提高染料和细胞间的相互作用;经95％乙醇冲洗脱色,再用石炭酸复红或0.8％基础复红复染,革兰阳性菌未能脱色仍呈紫色,而革兰阴性菌经脱色和复染变为红色。

基于形态学的基本的细菌鉴定分为革兰阳性球菌、链球菌、杆菌,革兰阴性球菌、杆菌、弯曲菌、螺杆菌等。革兰染色结果解释包括染色特征、细胞大小、形状和排列。这些特征影响因素有很多,如培养的菌龄、培养基、培养气体环境、染色方法和相关抑制物。因此,Hucher改良法和Kopeloff改良法革兰染色所用时间和染色时间有所不同,适用范围也不同,可根据推荐用途而选用不同的染色方法。

Hucker改良法的试剂更稳定,对细菌的鉴别性能更好。推荐用于普通细菌学革兰染色。Kopeloff改良法能更好地观察和区分厌氧菌,可改善用Hucker改良法易过度脱色和染色过淡的情况。推荐用于厌氧菌和阴道分泌物涂片诊断细菌性阴道病。

2.临床标本的革兰染色

(1)一般要求:直接涂片的临床标本主要有伤口、眼部溃疡、无菌体液、组织和特殊的分泌物。应拒收抽吸物、排泄物和痰等用拭子采集的标本。粪便、咽拭子标本和血直接革兰染色涂片的价值很小,因此,不建议对粪便、口腔拭子和尿标本常规进行革兰染色。导管尖标本不做涂片。

不同来源的临床标本革兰染色的处理方法不同。标本涂片应在Ⅱ级生物安全柜中进行;涂片所用玻片事先应在95％乙醇容器中浸泡(每天更换),使用前用镊子夹着玻片在火焰上过一下,放置片刻再涂片。

(2)常见临床标本革兰染色处理。①无菌部位标本处理:活检组织涂片时在无菌平皿内用手术刀切成小块,用无菌镊子夹住标本块在玻片上涂抹;取适量软组织置于两个玻片之间做推片,使标本薄厚分布均匀,自然风干后固定、染色;无菌体液、脑脊液需用细胞离心机,将细胞与细菌分层甩片,提高染色的敏感性,可减少离心和检查时间,尽早发报告。为了确保诊断的准确性,对于无菌体液,特别是危急值标本如脑脊液标本,应做两张涂片。血培养阳性标本直接涂片革兰染色作为危急值报告,以便尽早提供临床用药调整依据。脓性分泌物涂片时应滴加少量无菌生理盐水,保证标本在玻片上稀薄均匀,以便于染色和检查。②有正常菌群的标本处理:拭子标本在玻片上小心滚动,避免影响标本中细胞核细菌的排列。若培养和涂片只有一个拭子,则将拭子放入少量盐水或肉汤中涡旋振荡,在试管壁挤压拭子,用悬液接种培养基,用拭子涂片。尿标本涂片勿离心,混匀后用加样器取 10 μL 尿液点至玻片上,不要涂开,使其干燥。固体粪便标本在加盖玻片前先用 1 滴盐水乳化。③固定:革兰染色结果解释同样可用于临床标本,但还要考虑额外的因素,包括宿主细胞类型和吞噬细胞。标本涂片后经自然干燥,常用热固定,即将玻片在文火上迅速过 3 次。加热固定只可保存细胞的整体结构,而化学固定能保存细胞的内部结构。因此,标本涂片后最好用甲醇固定,可防止红细胞裂解,避免损坏所有宿主细胞,且涂片背景干净。推荐对所有临床标本用甲醛固定,特别是尿标本,防止被水冲掉。

(3)显微镜检查:显微镜检查时,先用低倍镜寻找感染相关细胞,需检查20~40 个视野;挑选具有感染、化脓的代表性视野,或含鳞状上皮细胞的污染标本的视野,并计算白细胞或鳞状上皮细胞平均数;中性粒细胞缺乏患者很难找到白细胞,但有可能找到坏死、炎症细胞碎片和黏液的视野。再换油镜观察细菌数量。

当革兰染色结果显示同一形态的细菌既有革兰阳性,又有革兰阴性时,有如下可能:涂片薄厚不均匀、脱色不彻底、脱色过度、有菌龄过长的细菌、细胞壁损坏或存在天然革兰染色不确定的特殊细菌。95％乙醇脱色时间为30 秒;丙酮-乙醇(体积比为 3：7,棕色瓶室温保存,有效期为 1 年)脱色时间为1~5 秒,脱色效果一致性好;丙酮(试剂纯)脱色时间最短,对含大量宿主细胞的标本脱色效果好。使用革兰染色仪染色的实验室应按照厂家操作说明书进行操作,注意条件优化,使涂片染色结果达到满意效果。

当视野为革兰阴性背景下,出现既不是结晶紫颜色,也不是复染颜色的不着色菌体,可能是胞内细菌,提示临床标本中存在真菌或分枝杆菌属细菌。正常无菌部位标本出现某种微生物,提示存在这种微生物引起的感染。

无菌体液、脑脊液需用细胞离心机将细胞与细菌分层甩片,可提高革兰染色的敏感性,减少离心和检查时间,尽早发报告。血培养阳性标本直接涂片革兰染色,发危急值报告,尽早提供临床用药调整依据。当形态判断对细菌鉴定方法的判别非常重要时(如链球菌和革兰阳性杆菌),用液体培养物涂片则更好。

(4)痰和气管吸出物标本涂片的临床意义:痰涂片可通过观察宿主细胞判断标本是否合格,标本中含少量白细胞、每个低倍镜视野＞10 个鳞状上皮细胞,提示标本被上呼吸道分泌物污染,标本不能用于培养;每个低倍镜视野＜10 个鳞状上皮细胞、＞25 个白细胞、存在肺泡巨噬细胞和柱状上皮细胞,则提示是适宜培养的深部痰标本。对于免疫抑制患者或粒细胞缺乏患者,即使未见白细胞,但无鳞状上皮细胞,仍提示可疑感染,可培养。白细胞内发现细菌,提示活动性感染。涂片方法提高了培养方法的特异性及敏感性。

（5）支气管肺泡灌洗液涂片的临床意义：对于细胞离心后制作的支气管肺泡灌洗液标本涂片革兰染色，检测敏感度为每毫升 10^5 个细胞或 10^4 个细胞，若每个油镜视野可见 1 个或多个细菌，报告革兰染色形态及白细胞结果，提示此细菌与活动性肺炎相关。

（6）泌尿生殖道拭子或分泌物：宫颈拭子或男性泌尿道脓性分泌物，于白细胞内找到革兰阴性双球菌，表示活动性感染，可诊断淋病。

（7）诊断细菌性阴道病：用无菌拭子从后穹隆部位采集阴道分泌物涂片，用 Kopeloff 改良法革兰染色及 0.1％基础复红复染。育龄女性和绝经后做雌激素补充治疗的女性阴道分泌物涂片革兰染色评分，分别判断 3 种形态细菌数量（无至 4＋）并得到相应分值，将 3 个计分相加得到的分值，越低表示乳酸杆菌的量越多，越高说明加德纳菌的量越多。

质控：对每个标本接种巧克力平皿，培养 48 小时，在平皿的 3 区和 4 区划线部位确定乳酸杆菌（触酶试验阴性，平板上呈绿色）与加德纳菌（非溶血，触酶试验阴性，革兰染色不定小杆菌）的相对数量；乳酸杆菌呈优势（0～3 分），加德纳菌呈优势（7～10 分）。勿用选择培养基或鉴别培养基检测两种细菌的相关量。

结果判断：培养乳酸杆菌 3＋～4＋相当于涂片评分 0～3 分；培养加德纳菌 3＋～4＋相当于涂片评分 7～10 分。报告：白细胞和红细胞；线索细胞；酵母菌；通常致病菌的形态，如细胞内革兰阴性双球菌与奈瑟菌相关。并包括 0～3 分报告："形态类型为正常阴道菌群"；4～6 分报告："混合形态类型为过渡的正常阴道菌群"；7～10 分报告："混合形态类型为细菌性阴道病"。

（8）尿路感染：尿标本革兰染色法特异性好，但敏感性低，经细胞离心机甩片 1 个菌体／油镜视野相当于 10^5 菌落形成单位（CFU/mL）。

用蜡笔在玻片中央画个圈，取混匀、未经离心的 10 μL 尿液点至圈中；不要涂开，空气中自然干燥。

（四）抗酸染色方法

由于分枝杆菌的细胞壁上有大量脂质（分枝菌酸），因此，传统的革兰染色不能穿透分枝杆菌的细胞壁。临床标本抗酸染色主要有两类方法：石炭酸复红染色和荧光染色（如金胺 O 或金胺 O-罗丹明）。对培养物进行抗酸染色主要采用石炭酸复红染色，对临床标本推荐用荧光染色，可在低倍物镜下观察结果，提高检验的敏感度和速度，可在相对低的物镜下观察结果。抗酸染色是检测分枝杆菌最快的方法，但其敏感性和特异性较低，不能替代分枝杆菌培养方法。

1.标本处理

因为标本中或培养物中可能存在结核分枝杆菌,所以抗酸染色标本的涂片应在Ⅱ级生物安全柜中进行。

建议对临床标本浓缩后再涂片做抗酸染色,与不浓缩标本相比,可提高检验的敏感度。

临床常规送检抗酸染色标本有痰、支气管灌洗液和肺泡灌洗液、无菌体液和组织。痰是临床最常见送检抗酸染色的标本。呼吸道分泌物中的分枝杆菌在肺内经过夜积累,晨痰中的分枝杆菌含量最多,通常连续 3 天送检抗酸染色标本;支气管灌洗液、肺泡灌洗液和胸腔积液等无菌体液标本需离心浓缩后再涂片染色。

可用5％次氯酸钠处理标本 15 分钟,再将标本加入带螺旋盖的无菌离心管,需使用有安全装置的离心机离心,离心后用沉淀物涂片。涂片剩余标本临时保存在冰箱,以备标本染色失败或结果可疑时再涂片。涂片后的玻片在生物安全柜中风干,并用电加热器固定65～75 ℃至少 2 小时后再染色。

2.石炭酸复红染色法

Ziehl-Neelsen 抗酸染色方法是初染剂碱性复红和酚的混合液一起加热染色,在涂标本部位覆盖2 cm×3 cm的滤纸,滴加石炭酸复红浸染,置电子加热架上加热染色 5 分钟,有助于碱性复红进入细胞,并可防止因加热产生结晶。当染液快干时补充滴加,不要重新加热;用镊子去掉滤纸,水冲玻片;再用3％酸-乙醇脱色 2 分钟;水冲后玻片尽量少带水;亚甲蓝复染后呈蓝色,酸性乙醇对抗酸性菌不易脱色而保持红色,非抗酸性细菌可被酸性乙醇脱色。抗酸染色方法可用于筛查引起结核病和麻风的致病性分枝杆菌。由于加热固定和染色不一定能杀死分枝杆菌,操作时应戴手套,玻片的最终处理方法是应投入利器盒并按生物安全要求进行。

Kinyoun 抗酸染色法可用于确认培养物的抗酸性,要求使用新的干净玻片染色。用石炭酸复红浸染玻片,染色 2～5 分钟,水冲洗;用 3％酸-乙醇冲淋玻片,直到没有更多的颜色洗脱下来;水冲洗后去掉玻片上多余的水,用亚甲蓝复染 20～30 秒。水冲洗后晾干,勿用滤纸吸干;×1 000 油镜观察。

注意:抗酸染色阳性时,不一定是结核分枝杆菌,也可能是非结核分枝杆菌。

3.荧光染色法

临床标本抗酸染色推荐用荧光染色方法,初染液用金胺 O 或金胺 O-罗丹明试剂初染 15 分钟;水冲后去除多余的水分;用 0.5％酸-乙醇脱色 2 分钟;水冲后去除多余的水分;复染用高锰酸钾或吖啶橙试剂染色2分钟,用高锰酸钾复染时应严格计时,复染时间过长可减弱抗酸菌的荧光。抗酸杆菌呈黄色或橘色,易识别,可增加抗酸杆菌的检出敏感性。

用石炭酸复红染色后,用油镜观察的阳性玻片标本经二甲苯脱油后,可直接进行荧光染色,以确认阳性结果。应保留抗酸染色阳性的涂片1年。

4.抗酸染色方法结果观察及报告解释

荧光染色涂片可在×25或×40物镜下筛查,Kinyoun抗酸染色涂片用×100物镜观察。分枝杆菌长 $1 \sim 10 \mu m$,为典型的细杆菌。然而,菌体形态可呈弯曲或曲线形,球杆菌甚至呈丝状,也可呈珠状或带状。

5.抗酸染色的敏感性及特异性

抗酸染色方法不够敏感,敏感率为 $22\% \sim 81\%$,检测仅为每毫升痰液 5 000~10 000 个杆菌,因此,阴性结果不能排除结核病;抗酸染色是非特异性方法,慢生长分枝杆菌(不只是结核分枝杆菌)具持续抗酸性。

6.改良 Hanks 抗酸染色

分枝杆菌以外的微生物也有不同程度的抗酸性,包括诺卡菌、马红球菌、军团菌、隐球菌属的包囊和环孢菌属。

改良的 Hanks 抗酸染色法用于检测部分抗酸细菌,如诺卡菌属。石炭酸复红与 Kinyoun 试剂相同,脱色剂为 $1\% H_2SO_4$,复染剂为 2.5% 亚甲蓝溶于 95% 乙醇中。Kinyoun 抗酸染色初染 5 分钟,倾掉多余试剂,用 50% 乙醇冲洗玻片后,立即用水冲;用 $1\% H_2SO_4$ 脱色,水冲;复染亚甲蓝 1 分钟。抗酸细菌保持石炭酸复红颜色,呈红色,背景是蓝色。部分抗酸细菌还需经生化试验作进一步鉴别。

(五)吖啶橙染色

1.吖啶橙染色原理

吖啶橙是与细菌和其他细胞核酸结合的一种荧光染料,在紫外线灯下,吖啶橙染色的 RNA 和单链 DNA 呈橙色;双链 DNA 显示绿色。当缓冲液 pH 为 3.5~4.0 时,可将吖啶橙染色的细菌与细胞相区别,细菌和真菌都染成亮橘色,人类上皮细胞核炎症细胞及残渣背景染成淡绿色至黄色。有活性的白细胞染成黄色、橘色或红色,依据产 RNA 的活性水平和数量,活性越高,荧光颜色越深。红细胞无色或呈淡绿色。

2.吖啶橙染色的临床意义

吖啶橙染色可用于帮助检测革兰染色看不到的微生物,常受到大量宿主细胞残渣的干扰。平皿上有菌落生长，但染色未见（如支原体）；仪器报告阳性的血培养瓶转种，但涂片革兰染色未见有菌时；肉汤目测浑浊但革兰染色未见有菌时；临床标本（尿、脑脊液、体液），当可见白细胞但未见微生物或培养物时，医师会对疑难诊断提出额外检查要求。

3.吖啶橙染色步骤

吖啶橙染液应于 15～30 ℃避光保存。由于吖啶橙是致癌剂，可通过皮肤吸收，故染色时应戴手套；涂片方法和革兰染色涂片方法相同，要求涂平薄且均匀，空气中干燥，用纯甲醇试剂覆盖玻片，去除多余甲醇后，空气中干燥；用吖啶橙覆盖玻片染色两分钟，去掉多余染色剂并冲水，空气中干燥；无须盖玻片，用荧光显微镜×40 物镜和×1 000 油镜观察，寻找区分细菌和真菌形态。

4.吖啶橙染色结果报告

根据所见微生物形态报告染色阴性或阳性结果，重新对照革兰染色结果、对比微生物形态。如果革兰染色中未见，报告"用吖啶橙染色所见培养（或标本）的细菌阳性；革兰染色未见此细菌"。如果从血培养阳性转种培养物涂片，用吖啶橙染色阳性，根据最可能的细菌形态报告。如果直接标本涂片染色阴性，报告"吖啶橙染色未见细菌"。

5.吖啶橙染色结果解释

如果用未浓缩标本，每个油镜视野出现 1 个或多个细菌大约相当于菌落计数在 10^5 CFU/mL 或以上。

（六）芽孢染色

Schaeffer-Fulton 方法中，将有芽孢的细菌涂片，空气中干燥；将玻片在火焰上固定，滴加孔雀绿试剂后加热玻片，有利于染料透入内生孢子；水冲洗去除细胞内残留染料，再用番红复染，最好的结果是在桃红色至红色细胞中出现绿色芽孢。油镜下观察，芽孢的形态报告：圆形或卵圆形；芽孢位置报告：中央、末端或次末端；芽孢大小报告：菌体细胞是否膨大。

（七）鞭毛染色

细菌鞭毛是纤细丝状运动细胞器，直径为 10～30 nm，只能用电子显微镜直接看到。用光学显微镜观察鞭毛必须用媒染剂，如单宁酸、明矾钾处理，使鞭毛变粗，再用副品红或碱性复红染色。用于观察鞭毛的有无或分布、非发酵菌分类等。鞭毛的位置有单端鞭毛或双端鞭毛、周生鞭毛，鞭毛数量有单鞭毛、双鞭毛、多鞭毛。

(八)吉姆萨染色

吉姆萨染色法用于检测细胞内结构,用于检验骨髓组织标本和白细胞中的可疑荚膜组织胞浆菌。

骨髓片标本涂片要薄,在一个干净玻片的一端点 1 滴标本,用另一张玻片的一端接触标本推片,空气中干燥。在纯甲醇试剂中固定 1 分钟,取出并空气中干燥,用蒸馏水 1∶10 稀释的吉姆萨染液浸染玻片 5 分钟;水冲并空气中自然干燥,勿用滤纸吸干。

标本中坏死细胞可见粉色细胞质,而正常细胞的细胞质呈浅蓝色至淡紫色;吞噬的酵母菌细胞染色从淡蓝至深蓝,并且每个都有清楚的光环围绕,在多形核白细胞和单核细胞内寻找紫色的有荚膜酵母形态的荚膜组织胞浆菌。

(九)免疫荧光染色

嗜肺军团菌可引起军团病,可通过对下呼吸道标本进行免疫荧光染色来检测。此技术使用特异性抗体结合标本中的特异性军团菌抗原,抗原-抗体复合物通过附着的荧光染料可被检测。有两种方法用于免疫荧光染色,即直接荧光抗体和非直接荧光抗体试验,但这些试验对军团菌感染来说预测价值均很低。

镜检是诊断人肺孢子菌的主要工具,因人肺孢子菌在普通的培养基上不生长,理想的标本类型是支气管肺泡灌洗液、诱导痰或肺组织。

第三节　发光免疫分析技术

一、发光免疫分析技术发展概况

提供可靠的检测技术和快捷的服务是临床实验室提供高质量服务的关键。这种需求促使临床检验技术不断更新发展。就激素、多种特定蛋白及药物的定量检测而言,因被检物质分子量小,体液中含量极微,其检验方法必须具有高度的特异性及灵敏度。20 世纪 60 年代开始发展起来的放射免疫技术在一定程度上解决了上述技术性问题,但因标志物放射性污染、半衰期短影响试剂稳定性,以及分离技术需时较长、无法实现全自动化等缺点,已逐渐被淘汰。随着单克隆抗体的成功应用及多种标志物和标记技术的发展,现代化免疫检测技术的灵敏度及特异性又有了一次飞跃。上述两种技术的日趋完善及临床对分析技术准确性及速度的要求，又促进了自动化免疫测定仪器的诞生。全自动发光免疫技术集经典方法学和先进技术于一身，问世于 20 世纪 90 年代初，近年来已被国内外的临床实验室及科研单位广泛应用于激素、多种特定蛋白及药物监测的分析。

发光免疫技术依其示踪物检测的不同而分为荧光免疫测定、化学发光免疫测定及电化学发光免疫测定三大类。荧光免疫测定又可分为两种：时间分辨荧光免疫测定及荧光偏振免疫测定。利用时间分辨荧光免疫测定者，以 EG&G 公司的 Auto Delfia 型为代表，荧光偏振免疫测定则以 Abbott 公司的 AxSYM 型、i2000 为代表。化学发光免疫测定分为化学发光酶免疫测定和化学发光标记免疫测定，前者以 Beckman Coulter 公司的 Access 型及 DPC 公司的 Immulite 型为代表，后者以 Bayer 公司的 ACS:180SE 为代表。电化学发光免疫测定以 Roche 公司的 Elecsys1010 型、Elecsys2010 型及 Elecsy601 型为代表。

发光免疫技术具有明显的优越性：①敏感度高，超过放射免疫分析法；②精密度和准确性均可与放射免疫分析法相媲美；③试剂稳定，无毒害；④测定耗时短；⑤自动化程度高。

目前该类技术已能为临床提供许多项目检测。试剂随机配置，至今尚未有开放型的先例。各厂家在检测项目的技术和试剂开发上花尽心思。一般是先发展临床常用、样本量大的检测项目，推出仪器后，再根据市场需要及本身技术特点，逐渐开发技术难度较高的新检测项目。有发展前途的仪器，每年都有新的检测项目推出。归纳起来，目前市面上的仪器所能检测的项目包括以下内容。

（1）甲状腺功能及相关疾病的检测项目：总 T_3（TT_3）、总 T_4（TT_4）、游离 T_3（FT_3）、游离 T_4（FT_4）、促甲状腺激素、甲状腺球蛋白抗体、甲状腺过氧化酶抗体。

（2）生殖内分泌激素：卵泡刺激素、黄体生成素、孕激素、催乳素、睾酮、雌激素及胎盘激素，包括滋养叶细胞分泌的人绒毛膜促性腺激素（β-HCG）和胎儿-胎盘单位共同生成的激素等。

（3）心肌缺血或梗死的标志物：肌钙蛋白 I、肌钙蛋白 T、肌红蛋白、激酸激酶同工酶。

（4）肿瘤标志物：癌胚抗原（CEA）、甲胎蛋白（AFP）、CA19-9、CA125、CA15-3、角蛋白-18、前列腺特异抗原（PSA）、β-HCG、β_2 微球蛋白、铁蛋白等。

（5）糖尿病指标胰岛素、C 肽。

(6)贫血指标:叶酸盐、维生素 B_{12}、铁蛋白。

(7)肾上腺激素皮质醇。

(8)感染性疾病的血清学标志物:人类免疫缺陷病毒抗体、病毒相关抗原及抗体(如 HBsAg、抗 HBs、HBeAg、抗 HBe、抗 HBc、抗 HAV-IgM、CMV-IgG、CMV-IgM、RUBELLA-IgG、RUBELLA-IgM、Toxo-IgG、Toxo-IgM等)。

(9)药物浓度监测:地高辛、庆大霉素、苯妥类、甲氨蝶呤、三硝基苯酚。

二、发光免疫分析技术

化学发光技术离不开经典免疫分析法的基本手段,后者包括三大要素:①抗原(Ag)、抗体(Ab)反应及其复合物(Ag-Ab)的形成;②结合物和游离物的分离;③示踪物的定量检测。

(一)发光免疫分析的种类

发光免疫分析是一种利用物质的发光特征,即辐射光波长、发光的光子数与产生辐射的物质分子的结构常数、构型、所处的环境、数量等密切相关,通过受激分子发射的光谱、发光衰减常数、发光方向等来判断该分子的属性,以及通过发光强度来判断物质的量的免疫分析技术。

1.根据标志物的不同分类测定

(1)化学发光免疫分析其标志物为氨基酰肼类及其衍生物,如鲁米诺等。

(2)化学发光酶免疫分析先用辣根过氧化物酶标记抗原或抗体,在反应终点再用鲁米诺测定发光强度。

(3)微粒子化学发光免疫分析其标志物为二氧乙烷磷酸酯等。

(4)生物发光免疫分析荧光素标记抗原或抗体,使其直接或间接参加发光反应。

(5)电化学发光免疫分析所采用的发光试剂标志物为三氯联吡啶钌$[Ru(bpy)_3]^{2+}$＋N-羟基琥珀酰胺酯。此种分类方法较常用。

2.根据发光反应检测方式的不同分类测定

(1)液相法免疫反应在液相中进行,反应后经离心或分离措施后再测定发光强度。所用分离方法包括葡聚糖包被的活性炭末、Sephadex G-25 层析柱、第二抗体等。

(2)固相法将抗原抗体复合物结定在固相载体(如聚苯乙烯管)或分离介质上(如磁性微粒球、纤维素、聚丙烯酰胺微球等),再测定发光强度,此法较常用。试验原理与固相放射免疫分析法和酶联免疫吸附测定(ELISA)基本相同。

（3）均相法如均相酶免疫测定一样，在免疫反应后，不需要经过离心或分离步骤，即可直接进行发光强度检测。其原理是某些化学发光标志物（如甾体类激素的发光标志物）与抗体或蛋白结合后，就能增强发光反应的发光强度。在免疫反应系中，标记的抗原越多，光强度增加越大，因而免除了抗原抗体复合物与游离抗原、抗体分离的步骤。

（二）化学发光标志物

在发光免疫分析中所使用的标志物可分为 3 类，即发光反应中消耗掉的标志物、发光反应中起催化作用的标志物及酶标志物。这种分类方法在发光免疫分析的应用中对标志物的选择、检测方案和测定条件的确定，以及分析数据的评价等都有实际意义。

1.直接参与发光反应的标志物

这类标志物在发光免疫分析过程中直接参与发光反应，它们在化学结构上有产生发光的特有基团。一般这类物质没有本底发光，有可能精确地测定低水平的标志物，并且制备标志物的偶联方法对发光的影响不大，因此，这类标志物非常类似于放射性核素标志物。

（1）氨基苯二酰肼类：主要是鲁米诺和异鲁米诺及其衍生物。鲁米诺是最早合成的发光物质，也是一种发光标志物。但鲁米诺耦联于配体形成结合物后，其发光效率降低。而异鲁米诺及其衍生物（如氨丁基乙基异鲁米诺、氨己基乙基异鲁米诺等）克服了这一缺点，是比较成功的标志物。

（2）吖啶酯类吖啶酯：是一类发光效率很高的发光剂，可用于半抗原和蛋白质的标记。用于标记抗体时，可获得高的比活性，有利于双位点免疫化学发光分析的建立，可用于多抗或单抗的标记。

（3）三氯联吡啶钌$[Ru(bpy)_3]^{2+}$：此标志物是用于电化学发光的新型标志物，经电化学激发而发射电子，但一定在与抗体或抗原结合成复合物以后才有特异性反应，在标记抗体或抗原之前，需要化学修饰为活化的衍生物三氯联吡啶钌$[Ru(bpy)_3]^{2+}$＋N-羟基琥珀酰胺酯，其为水溶性，可与各种生物分子结合成稳定标志物，分子量很小，不影响免疫活性。

2.不参与发光反应的标志物

这类标志物作为反应的催化剂或者作为一种能量传递过程中的受体，不直接参与化学发光反应。在这类发光体系中，标志物不影响总的光输出，而是加入后起反应的发光物质越多体系产生的光越强。

（1）过氧化物酶：这类标记酶主要是辣根过氧化物酶。它在碱性条件下，对鲁米诺和过氧化氢的反应起催化作用。以辣根过氧化物酶标记的结合物的量可用过量的过氧化氢和鲁米诺来测量,如对皮质醇的测定可达 20 pg。以过氧化物酶作为标志物而建立起来的免疫分析法属于酶免疫分析技术,但是发光酶免疫分析不同于其他酶免疫分析技术。此外,这种催化反应是在较高碱性条件下进行的,所以酶的活性较低,主要是酶结构中的铁卟啉部分起催化作用,蛋白质部分仅提供与其他分子结合的功能基团。

(2)荧光素酶:它是催化荧光素与腺苷三磷酸(ATP)的酶。它也是作为一种标记酶使用,如用于甲氨蝶呤和肌钙蛋白 T 的测定,其中对肌钙蛋白 T 的检测灵敏度可达 10 fmol/L。

(3)荧光素:在草酸酯发光反应体系中,荧光素作为反应体系中一种能量传递的受体,它在反应中不消耗。在这类发光反应中,体系所发出的光与荧光物质的浓度成正比,所以它可作为标志物用于化学发光免疫测定。

(4)三丙胺:类似酶免疫分析中的底物,是电化学发光中的电子供体,氧化后生成的中间产物是形成激发态三氯联吡啶钌$[Ru(boy)_3]^{2+}$的化学能来源。

3.酶标志物

利用某些酶作为标志物,然后通过标志物催化生成的产物,再作用于发光物质,以产生化学发光或生物发光。这种方法对分析物的检测极限有赖于形成产物的量。

(1)葡萄糖氧化酶:葡萄糖氧化酶能催化葡萄糖氧化为葡萄糖酸并形成过氧化氢,所形成的过氧化氢可以通过加入鲁米诺和适当的催化剂而加以检测。应用葡萄糖氧化酶作为标志物对被标志物进行检测,其检测极限量可达 10~17 mol/L,如对 17α-羟孕酮的测定,检测灵敏度可达每管 0.5 pg,对甲状腺素(T_4)的测定可达6.4 fmol/L。

(2)葡萄糖-6-磷酸脱氢酶:葡萄糖-6-磷酸脱氢酶能够催化 NAD 形成 NADH,然后利用生物发光反应体系检测 NADH。以葡萄糖-6-磷酸脱氢酶作为标志物,运用生物发光体系检测肌钙蛋白 T,其检测灵敏度可达 10~17 mol/L。

(3)碱性磷酸酶:以碱性磷酸酶为标志物、ATP 为底物,运用荧光素酶-ATP发光体系进行检测,可以建立多种高灵敏度的发光免疫分析方法。

(4)丙酮酸激酶:用丙酮酸激酶作为标志物,催化形成 ATP,用荧光素酶-ATP发光体系进行检测,也可建立多种发光免疫分析方法。

三、发光免疫分析原理

(一)化学发光免疫分析

化学发光的发光原理是在一个反应体系中 A、B 两种物质通过化学反应生成一种激发态的产物(C·),在回到基态的过程中,释放出的能量转变成光子(能量 $h\nu$)从而产生发光现象,其反应式如下。

$A+B \rightarrow C\cdot$

$C\cdot +D \rightarrow C+C\cdot$

$C\cdot \rightarrow D+h\nu$

式中:h——普朗克常数;ν——发射光子的频率。

化学发光反应可在气相、液相或固相反应体系中发生,其中液相发光对生物学和医学研究最为重要。溶液中的化学发光从机制上讲包括 3 个步骤:反应生成中间体;化学能转化为电子激发态;激发分子辐射跃迁回到基态。

在化学发光免疫测定中,主要存在两个部分即免疫反应系统和化学系统,其反应如下。

竞争性结合分析法:$Ag+Ag-L+Ab \rightarrow Ag-Ab+Ag-Ab-L$(L:发光物质)

非竞争性结合分析法:$Sp-Ab+Ag \leftrightarrow Sp-Ab-Ag$(Sp:固定物质)

$Sp-Ab-Ag+Ab-L \leftrightarrow Sp-Ab-Ag-Ab-L$

(二)化学发光酶免疫分析

从标记免疫测定来看,化学发光酶免疫测定应属酶免疫测定。测定中两次抗原抗体反应步骤均与酶免疫测定相同,仅最后一个步骤反应所用底物为发光剂,通过化学发光反应发出的光在特定的仪器上进行测定。常用的发光物为鲁米诺及其衍生物。

(三)生物发光免疫分析

生物发光是化学发光的一个特殊类型,它是由生命活性生物体所产生的发光现象,发光所需的激光来自生物体内的酶催化反应,催化此类反应的酶称为荧光素酶。生物发光包括萤火虫生物发光和细菌生物发光,前者发光反应需 ATP 的参与,故萤火虫生物发光又称 ATP 依赖性生物发光。ATP 依赖性生物发光反应中,萤火虫荧光素和荧光素酶在 ATP、Mg^{2+} 和 O_2 存在下可发光,反应式如下。

$ATP+$荧光素$+$荧光素酶 Mg^{2+} 腺苷基荧光素

腺苷基荧光素$+O_2$ 腺苷基氧化荧光素$+$光($\lambda max=562$ nm)

整个反应过程中,发出的总光量和荧光素、荧光素酶、O_2 和 ATP 的浓度有关,在所有其他反应产物过量时,发出的总光量和最大光强度与 ATP 的量成正比。最大光强度在测试条件下可立即获取,故实际工作中多以发光光度计所测得的最大光强度作为 ATP 浓度的换算依据。发光细菌具有两种酶,即细菌荧光素酶和 NAD(P)H:FMN 氧化还原酶,前者在有 O_2 存在下催化 $FMNH_2$ 和长链脂肪醛氧化,生成黄素单核苷酸(FMN)和长链脂肪酸并发光;后者能使 FMN 还原成 $FMNH_2$,$FMNH_2$ 再参与上述反应。生物发光免疫分析比较典型的体系有萤火虫荧光素-荧光素酶发光体系和细菌荧光素-荧光素酶发光体系。

(四)微粒子化学发光免疫分析

微粒子化学发光免疫分析是采用顺磁性微粒子作为固相载体,以碱性磷酸酶标记抗原或抗体,以 AMPPD 作为化学发光剂的一种发光免疫分析技术。

作为微粒子化学技术标志物的二氧乙烷磷酸酯是一种超灵敏的碱性磷酸酶底物(AMPPD),AMPPD 在碱性磷酸酶的作用下,迅速去磷酸化生成不稳定的中介体 AMPD。AMPD 产生单线激发态产物,发生化学荧光,在这种二级动力学反应的一定时间内就产生持续稳定的发光,此时动力反应从高能量级的激发态回到低能量级的稳定态,每次稳定的发光可持续数天,发射光所释放的能量以光强度形式被检测。

微粒化学发光是以磁性微珠作为载体包被抗体,因其表面积增大,可迅速捕捉抗原,所需标本量极少,反应时间缩短。测定时间减少,同时因其选择性吸附抗原,可减少污染,降低交叉污染概率。

(五)电化学发光免疫分析

电化学发光免疫分析是继酶免疫、放射免疫、化学发光免疫测定之后的新一代标记免疫测定技术,是电化学发光和免疫测定相结合的产物。

电化学发光与一般化学发光技术的主要区别在于标志物的不同:一般化学发光是标记催化酶(辣根过氧化物酶等)或化学发光分子(鲁米诺等),这样的化学反应一般发光不稳定,为间断的、闪烁性发光,而且在反应过程中易发生裂变,导致反应结果不稳定;此外检测时需对结合相与游离相进行分离,操作步骤多。而电化学发光则不同,为电促发光,采用的发光试剂标记分子是三氯联吡啶钌 $[Ru(bpy)_3]^{2+}$,$[Ru(bpy)_3]^{2+}$ 在三丙胺(TPA)阳离子自由基($TPA^+ \cdot$)的催化及三角形脉冲电压激发下,可产生高效、稳定的连续发光,同时由于 $[Ru(bpy)_3]^{2+}$ 在发光反应中的再循环利用,使发光得以增强、稳定,而且检测采用均相免疫测定技术,不需将游离相与结合相分开,从而使检测步骤大大简化,也更易于自动化。

电化学发光分析是一种在电极表面引发的特异性化学发光反应,参与反应的发光试剂标志物为三氯联吡啶钌[Ru(bpy)3]$^{2+}$,另一种试剂是 TPA。在阳极表面,以上两种电化学活性物质可同时失去电子发生氧化反应,2 价的[Ru(bpy)3]$^{2+}$ 标志物被氧化成 3 价的[Ru(bpy)3]$^{3+}$ 标志物,TPA 被氧化成阳离子自由基 TPA$^+$·,TPA$^+$·很不稳定,可自发地释放一个质子而变成自由基 TPA·,其为强还原剂,可将一个电子给 3 价的[Ru(bpy)3]^{3}·,使其形成激发态的[Ru(bpy)3]$^{2+}$·,而 TPA 自身被氧化成氧化产物。激发态的[Ru(bpy)3]$^{2+}$·衰减的同时发射一个波长为620 nm的光子,重新形成基态的[Ru(bpy)3]$^{2+}$。以上发光反应在电极表面周而复始地不断循环进行,产生许多光子,使光信号增强。

电化学发光分析技术和其他免疫技术相比具有十分明显的优点:①由于三氯联吡啶钌可与蛋白质、半抗原激素、核酸等各种化合物结合,因此检测项目很广泛。②由于磁性微珠包被采用"链霉亲和素-生物素"新型固相包被技术,使检测的灵敏度更高、线性范围更宽、反应时间更短。

四、发光免疫分析仪器

(一)ACS:180SE 全自动化学发光免疫分析系统

ACS 全自动化学发光免疫分析系统由拜耳公司生产,采用化学发光技术和磁性微粒子分离技术相结合的免疫分析系统。在 20 世纪 90 年代初首次推出全自动化学发光免疫分析系统 ACS:180,20 世纪90 年代中期推出第二代产品为 ACS:180SE 分析系统;最近该公司又推出了 ACS:CENTAUR。第二代产品将微机与主机分开,软件程序加以改进,使操作更灵活,结果准确可靠,试剂贮存时间长,自动化程度高。

1.仪器测定原理

该免疫分析技术有两种方法:一是小分子抗原物质的测定采用竞争法;二是大分子的抗原物质测定采用夹心法。该仪器所用固相磁粉颗粒极微小,其直径仅为 1.0 μm。这样大大增加了包被表面积,也增加了抗原或抗体的吸附量,使反应速度加快,也使清洗和分离更简便。其反应基本过程如下。

(1)竞争反应用过量包被磁颗粒的抗体,与待测的抗原和定量的标记吖啶酯抗原同时加入反应杯温育。其免疫反应的结合形式有两种:一是标记抗原与抗体结合成复合物;二是测定抗原与抗体的结合形式。

（2）夹心法标记抗体与被测抗原同时与包被抗体结合成一种反应形式，即包被抗体-测定抗原-发光抗体的复合物。上述无论哪种反应，所结合的免疫复合物被磁铁吸附于反应杯底部，上清液吸出后，再加入碱性试剂；其免疫复合物被氧化激发，发射出 430 nm 波长的光子，再由光电倍增管将光能转变为电能，以数字形式反应光量度，计算测定物的浓度。竞争法是负相关反应。夹心法是正相关反应。

2.仪器组成及特点

该仪器由主机和微机两部分组成。主机部分主要是由仪器的运行反应测定部分组成，它包括原材料配备部分、液路部分、机械传动部分及光路检测部分。微机系统是该仪器的核心部分，是指挥控制中心。该机设置的功能有程控操作、自动监测、指示判断、数据处理、故障诊断等，并配有光盘。主机还配有预留接口，可通过外部贮存器自动处理其他数据并遥控操作，以备实验室自动化延伸发展。

ACS:180SE 分析仪为台式，其主要特点为以下几点。①测定速度：每小时完成 180 个测试，从样品放入到出第一个测试结果仅需要 15 分钟，以后每隔 20 秒报一个结果。②样品盘：可放置 60 个标本，标本管可直接放于标本盘中，急诊标本可随到随做，无须中断正在进行的测试。③试剂盘：可容纳 13 种不同的试剂，因此每个标本可同时测定 13 个项目。④全自动条码识别系统：仪器能自动识别试剂瓶和标本管，加快了试验速度。⑤灵敏度：达到放射免疫分析的水平。

3.测定项目

现有检测项目 47 项，更多的项目还在开发之中。①甲状腺系统：总、游离 T_3，总、游离 T_4，促甲状腺激素，超敏促甲状腺激素，T_3 摄取量。②性腺系统：人绒毛膜促性腺激素，催乳素，雌二醇，雌三醇，促卵胞成熟素，黄体生成素，黄体酮，睾酮。③血液系统：维生素 B_{12}，叶酸，铁蛋白。④肿瘤标志物：AFP，CEA，CA15-3，CA125，CA19-9，β_2-微球蛋白，PSA。⑤心血管系统：肌红蛋白，肌钙蛋白 T，肌酸激酶同工酶。⑥血药浓度：地高辛，苯巴比妥，茶碱，万古霉素，庆大霉素，洋地黄，马可西平。⑦其他：免疫球蛋白 E，血清皮质醇，尿皮质醇，尿游离脱氧吡啶。

（二）ACCESS 全自动微粒子化学发光免疫分析系统

ACCESS 全自动微粒子化学发光免疫分析系统是美国贝克曼-库尔特公司（Beckman Coulter）生产的，它采用微粒子化学发光技术对人体内的微量成分及药物浓度进行定量测定。该系统具有高度的特异性、高度的敏感性和高度的稳定性等特点。全自动操作,1 次可以对 60 份标本进行 24 种项目的测定,只需 10～30 分钟就可完成第一个测定并打印出结果。

1.分析方法及过程

ACCESS 系统采用磁性微粒作为固相载体,以碱性磷酸酶作为发光剂,固相载体的应用扩大了测定的范围。以竞争法、夹心法和抗体检测等免疫测定方法为基础。试剂包装采用特殊的设计,每个试剂包有 5 个小室,分别把不同的试剂分开,减少了交叉污染,保证了检测质量。

(1)抗原抗体结合将包被单克隆抗体的顺磁性微粒和待测标本加入反应管中,标本中的抗原与微粒子表面的抗体结合,再加入碱性磷酸酶标记的抗体,经温育后形成固相包被抗体-抗原-酶标记抗体复合物。

(2)洗涤、分离在电磁场中进行 2～3 次洗涤,很快将未结合的多余抗原和酶标记抗体洗去。

(3)加入底物 AMPPD 发光剂,AMPPD 被结合在磁性粒子表面的碱性磷酸酶的催化下迅速去磷酸基因,生成不稳定的中介体 AMPD。AMPD 很快分解,从高能激发态回到低能量的稳定态,同时发射出光子,这种化学发光持续而稳定,可达数小时。通过光量子阅读系统记录发光强度,并从标准曲线上计算出待测抗原的浓度。

2.仪器组成及特点

ACCESS 是由微电脑控制的,由样品处理系统、实验运行系统、中心供给系统和中心控制系统 4 个部分组成,其仪器特点为以下几点。①测定速度:每小时完成 100 个测试,从样品放入到出第一个测试结果需要 15～30 分钟。②样品盘:可放置 60 个标本,标本管可直接上机,急诊优先,标本可随到随做,无须中断运行。③试剂盘:可容纳 24 种试剂,因此每个标本可同时测定 24 个项目,试剂可随意添加。④全自动条码识别系统:仪器能自动识别试剂盒和标本管条码,加快了实验速度。⑤灵敏度:通过酶放大和化学发光放大,灵敏度达到甚至超过放射免疫分析的水平。

3.分析范围

该系统主要对人体内的微量成分及药物浓度进行定量。①甲状腺功能:游离、总 T_3,游离、总 T_4,促甲状腺激素,甲状腺素摄取率。②血液系统:铁蛋白,叶酸盐,维生素 B_{12}。③变态反应:总免疫球蛋白 E(IgE)。④内分泌激素:β-HCG,黄体生成素,卵泡刺激素,E_2,催乳素,皮质醇。⑤药物检测:茶碱,地高辛。⑥肿瘤因子:CEA,AFP,PSA。⑦心血管系统检查:肌钙蛋白Ⅰ,肌红蛋白。⑧糖尿病检查:胰岛素。

(三)Elecsys 全自动电化学发光免疫分析仪

电化学发光免疫分析技术在新一代实验室免疫检测技术中很有特点,它在20 世纪 90 年代一问世就引起广泛的关注。德国 Roche 公司在链霉亲和素-生物素包被技术的基础上,引用电化学发光免疫分析技术并开发出相应的检测系统。Elecsys 型号的仪器功能上完全一致,操作也有相同(都是触摸屏操作)之处;细节有差异,有完善的使用说明。

1.测定原理及过程

Elecsys 分析仪集多种技术于一身,应用了免疫学、链霉亲和素生物包被技术及电化学发光标记技术。

(1)将待测标本与包被抗体的顺磁性微粒和发光剂标记的抗体加在反应杯中共同温育,形成磁性微珠包被抗体-抗原-发光剂标记抗体复合物。

(2)将上述复合物吸入流动室,同时用 TPA 缓冲液冲洗。当磁性微粒流经电极表面时,被安装在电极下的磁铁吸引住,而游离的发光剂标记抗体被冲洗走。同时在电极加电压,启动电化学发光反应,使发光试剂标志物三氯联吡啶钌 $[Ru(bpy)_3]^{2+}$ 和 TPA 在电极表面进行电子转移,产生电化学发光。光的强度与待测抗原的浓度成正比。

2.仪器组成及特点

Elecsys 分析仪为台式一次进样(Elecsys 1010)或随机进样(Elecsys 2010)自动化分析仪,主要由样品盘、试剂盒、温育反应盘、电化学检测系统及计算机控制系统组成。仪器特点:①测定速度,每小时完成 90 个测试,从样品放入到出第一个测试结果需要 9 分钟或 18 分钟,根据测试的项目而定。②样品盘:可放置 75 个或 30 个标本,标本管可直接上机。由于采用急诊通道,急诊标本可随到随做,无须中断运行。③试剂盘:可容纳 6 种或 18 种试剂,并带有内置恒温装置,以利于试剂保存。④全自动二维条码识别系统:仪器能自动识别试剂盒、标准品、质控品和标本管条码,并读入测定参数等,减少人工输入的误差。⑤灵敏度:由于采用链霉亲和素-生物素技术和电化学发光技术,灵敏度达到甚至超过放射免疫分析的水平。

3.应用的免疫学方法

应用的免疫学方法有三种抗原抗体反应方法:抑制免疫法,用于小分子量蛋白抗原检测;夹心免疫法,用于大分子量物质检测;桥联免疫法,用于抗体如 IgG、IgM 检测。还有钌标记,用于 DNA/RNA 探针分析。

4.检测项目

该仪器可应用项目很多,已提供试剂盒的项目如下。①肿瘤标志物:AFP, CEA,PSA,CA15-3,CA19-9,CA72-4,CA125II,CYFRA21-1,β-HCG,NSE。②甲状腺功能:促甲状腺激素,FT$_3$,FT$_4$,FBG,TG,Anti-TG。③内分泌:卵泡刺激素,黄体生成素,HCG,β-HCG,肾上腺皮质醇,胰岛素,前列腺素,催乳素。④感染性疾病:Anti-HAV,Anti-HAV-IgM,HBsAg,Anti-HBc,Anti-HBs,Anti-HBe,HBeAg,Anti-HCV,HIV-Ag。⑤心肌标志物:肌钙蛋白 T,激酸激酶同工酶,肌红蛋白,地高辛,洋地黄。⑥维生素类:维生素 B$_{12}$,叶酸,铁蛋白。

五、发光免疫分析技术的临床应用

(一)甲状腺疾病相关免疫检测与临床应用

常规甲状腺功能血清学检查主要包括甲状腺激素、垂体激素和自身免疫指标的检查。前者包括总 T$_3$(TT$_3$)、总 T$_4$(TT$_4$)、游离 T$_3$(FT$_3$)、游离 T$_4$(FT$_4$)、促甲状腺激素、甲状腺摄取率及游离甲状腺素指数(FT$_4$I);后者包括甲状腺球蛋白抗体、甲状腺过氧化酶抗体或甲状腺微粒体抗体(TmAb)、促甲状腺激素受体抗体(TRAb)等。TmAb 和 TRAb 目前仍未采用化学发光法。

(二)生殖内分泌激素检测与临床应用

化学发光免疫分析技术提供传统的生殖内分泌激素检测项目,主要有卵泡刺激素、黄体生成素、孕激素、催乳素、睾酮,以及胎盘激素,包括滋养叶细胞分泌的 β-HCG、胎儿-胎盘单位共同生成的激素、非联合雌三醇。现代化检测技术不但提高了这些检测项目的灵敏度、特异性,还从速度上提供了急诊服务的条件,迎合了临床急诊检测的需要,在妇产科临床方面开拓了前所未有的应用前景。

(三)心肌蛋白检测与临床应用

典型心绞痛和心肌梗死患者,心肌供血不足,细胞受损破坏,细胞内容物渗出,进入血液循环。血清(浆)肌酸激酶(CK)及其同工酶作为上述病理改变的标志物已被临床应用多年。心肌酶活性的测定需时不长,又较便宜,一般情况下尚能满足临床确诊心肌梗死、监测疗效和估计梗死范围等的需要。

然而,在某种特殊情况下,上述标志物尚有明显不足之处:一方面,伴有肌肉组织损伤的病例,心肌酶因组织特异性不高而失去其应有的诊断价值;另一方面,酶活性检测法的精确度不足,临床正常参考范围较宽,诊断敏感性不足以辅助确诊微小心肌梗死或轻微心肌细胞损伤。目前,化学发光法除提供心肌酶检测技术外,还提供临床应用价值更高的肌钙蛋白 T、肌钙蛋白 I 和肌红蛋白检测。

(四)胰岛素和 C 肽测定与临床应用

1.胰岛素

胰岛素由胰岛 β 细胞分泌,主要控制糖代谢,也参与控制蛋白质合成和甘油三酯的储存。血液循环中胰岛素包括真胰岛素及其前身胰岛素原,包括完整胰岛素原和裂环胰岛素原。传统放射免疫法测定免疫活性胰岛素,即笼统测定所有胰岛素原分子及真胰岛素,其临床应用的推广正随着高特异性真胰岛素与胰岛素原的检测技术的发展而受到冲击。真胰岛素测定对糖尿病的诊断、分型及疗效随访有重要的临床应用意义。目前,个别化学发光免疫分析系统推出真胰岛素检测技术,如美国贝克曼 Access 免疫分析系统的超敏感胰岛素检测仅测定真胰岛素(与胰岛素原无交叉反应)。该检测项目在临床及科研方面的应用,将使人们对 2 型糖尿病的发病机制有更进一步的认识。

胰岛素检测的重要意义之一在于了解糖尿病高危人群和糖尿病患者的胰岛 β 细胞分泌功能,并依此协助临床对患者进行临床分型和选择治疗方案。1 型糖尿病患者胰岛 β 细胞分泌功能不足,表现为空腹和餐后血真胰岛素水平降低,释放曲线呈低水平状;根据胰岛 β 细胞分泌功能,2 型糖尿病患者可分为两个人群组:A 组胰岛素释放试验的结果一般表现为空腹胰岛素值比正常人高,餐后30 分钟、1 小时值低于正常人,整个反应过程中虽峰值高于正常,但峰时延迟至2 小时或 3 小时,呈延迟增高型;B 组表现为空腹胰岛素值比正常人低,餐后释放反应低,呈无反应或低反应型。对 2 型糖尿病更进一步的分型,将随着真胰岛素检测技术的问世而实现。详细的分型有利于更合理地选择治疗方案。除此之外,真胰岛素检测还被用于评价不同胰岛素制剂在不同个体血中的有效作用期,以便及时调整治疗方案。

胰岛 β 细胞肿瘤可导致高胰岛素血症,并继发低血糖症。重复数次空腹血胰岛素水平测定,可协助诊断胰岛细胞瘤。

2.C 肽

胰岛 β 细胞所分泌的胰岛素原,经一系列的转化酶作用后,一个胰岛素原分子裂解为一个真胰岛素和一个 C 肽,两者呈等分子释放入血液循环。但因 C 肽降解部位在肾脏而胰岛素在肝脏,且其生物半衰期是胰岛素的 2 倍,故外周血液循环中 C 肽的克分子浓度比胰岛素高,两者比值约为 6:1。C 肽与胰岛素抗体无交叉反应,也不与细胞膜上的受体结合。如此种种,C 肽测定被认为更能反映

胰岛 β 细胞的功能。

C 肽测定在协助糖尿病分型和疗效的观察、分析方面与胰岛素相同,但在评价机体胰岛 β 细胞分泌功能方面有其特有的优点。对长期使用外源性胰岛素患者测定胰岛素,既受外源性胰岛素影响(方法学上不能区分内源性或外源性),又受机体产生的胰岛素抗体和胰岛素结合的影响。外源性胰岛素中不含 C 肽,且 C 肽不和胰岛素抗体发生免疫交叉反应,因此,即使在有特异真胰岛素测定技术的情况下,技术性可靠的 C 肽测定仍颇受临床欢迎。

(五)贫血指标检测与临床应用

多年来,贫血的鉴别诊断主要依靠血液学的特殊染色及骨髓穿刺等复杂的实验室手段。随着免疫学技术的发展,某些血液疾病可以依赖简单的免疫分析进行鉴别诊断及治疗随访。目前所有的化学发光免疫分析系统都提供铁蛋白、维生素 B_{12}、血清及红细胞叶酸盐等鉴别贫血原因的免疫检测项目。铁蛋白是缺铁性贫血的敏感指标,临床上除用其作为诊断依据外,还应用于补铁治疗的随访。维生素 B_{12} 及铁蛋白检测,在协助诊断白血病方面也有一定的临床应用价值。

1.叶酸盐

叶酸盐是一种维生素,由小肠吸收后储存于肝脏。其生物化学功能是辅酶 A,与细胞生长及 DNA 合成密切相关。叶酸缺乏将导致巨幼细胞性贫血,并导致神经病理学方面的疾病。

叶酸缺乏常见于摄入不足、吸收不良或体内需求增加。体内需求增加常见于怀孕期间,可导致神经管脊髓漏等胎儿先天性疾病,或见于酗酒、肝炎或其他引起肝功能不全的疾病。

2.维生素 B_{12}

维生素 B_{12} 经口摄入后,与胃液中的"内因子"蛋白结合后,在回肠中吸收后储存于肝脏。其生物化学功能与叶酸类似。维生素 B_{12} 缺乏同样将导致巨幼细胞性贫血及神经病理学方面的疾病。

维生素 B_{12} 缺乏常见于原发性内因子分泌不足、继发性维生素 B_{12} 吸收减少,这种现象称为恶性贫血,常见于 50 岁以上人群。因为维生素 B_{12} 吸收量与功能小肠的长度成正比,胃、肠切除术后可导致维生素 B_{12} 缺乏。不同细菌或炎症引起的小肠疾病同样影响维生素 B_{12} 吸收。维生素 B_{12} 摄入不足也见于长期吃素者。

3.铁蛋白

铁蛋白是一种铁储存蛋白。血清铁蛋白浓度与体内总铁储存量成正比。铁蛋白是一种最常用的诊断有关铁代谢疾病的指标。

缺铁性贫血者血清铁蛋白浓度仅为正常人的 1/10；而铁摄入过量者，其血清铁蛋白浓度明显高于正常人。有报道认为铁蛋白是早期发现缺铁性贫血的敏感指标。铁蛋白测定也常被应用于补铁治疗的疗效随访。临床上还应用铁蛋白辅助诊断血色素沉着病。血色素沉着病分为遗传性和继发性，两者的共同发病机制是铁储存异常增高，导致组织毒性作用。遗传性血色素沉着病患者的小肠吸收铁的功能异常增高；继发性血色素沉着病患者多见于反复接收输血治疗的患者。临床上发现铁蛋白是反映血中铁储存量最好的指标，血清铁测定不如铁蛋白敏感。

白血病、骨髓瘤、胃癌、肠癌、肺癌、乳腺癌、胰腺癌等均可有铁蛋白异常增高，临床上也用铁蛋白作为肿瘤标志物辅助诊断肿瘤及疗效随访。

（六）肿瘤标志物检测与临床应用

肿瘤标志物是指肿瘤组织和细胞由于癌基因及其产物的异常表达所产生的抗原和生物活性物质，但健康组织有时也能产生类似的赘生物，其中包括与之相关的各类激素、酶、特异性或非特异性蛋白质、肿瘤代谢产物等。尽管肿瘤标志物的研究不断取得进展，目前仍没有任何一种标志物能对肿瘤完全特异。原因：①绝大多数肿瘤标志物既不是器官特异，又不是疾病特异，肿瘤组织本身可产生，非恶性病变组织也可产生，因此一些良性疾病也可出现不同程度的阳性反应；②肿瘤可因多种因素而呈现一过性或阶段性阴性；③受科技水平的限制而未揭示出高特异性的肿瘤标志物。为了克服上述缺点，临床工作者通过大量的实践，推荐追踪观察和联合检测，以便及时发现一些常规检测难以发现的恶性肿瘤。

六、发光免疫分析技术的前景展望

我国的临床免疫检测与国外比较，发展起步较晚。目前，在常规的实验室免疫学检测中，还是以凝集、沉淀试验及手工操作的酶标记、放射免疫试验为主。这些检测方法在实际应用中，操作烦琐，投入人力多，质量控制难以保证，环境污染等问题多。发光免疫技术的引进使我国临床免疫学检验工作达到了一个新的水平。

发光免疫技术基本原理与放射免疫分析技术相同，标志物可稳定贮存，敏感性与放射免疫分析技术相近或更高，检测速度较放射免疫分析技术快 3～8 倍，可进行全自动化的检测,而且无辐射防护、环境污染及标志物衰变等问题。以发光免疫技术为代表的非放射分析技术最终将取代同位素分析技术已成为众多学者的共识,这是一种技术发展的趋势。

发光免疫技术能够做到像全自动生化分析仪一样,自动化程度高,标本处理能力强,随机性好,灵活性高,使临床检验工作者从烦琐的手工操作中解放出来,减少了人力和人为误差;急诊及加急服务工作得以真正实现;质量控制易于做到,将分析误差进一步减小。这些是传统的非自动化免疫分析技术所无法达到的。应当说这项技术已适合于现代临床检验技术的发展需要,将广泛地应用于我国的临床检验医学领域。

发光免疫技术的问世,将扩大医学工作者们对人体许多微量物质的认识,并加以应用到临床诊断、治疗及预后评估中。利用发光免疫技术开发更多的、更全面的检验项目已成为这类技术的重要任务之一。拥有这类技术的厂商均投入巨资进行研究和开发新的项目,并积极推广应用,而且每年都有1～2项或多项新项目问世。这对推广和加速发光免疫技术的应用起到了积极的作用。

当然,目前我们要面对的一个现实问题是应用这类技术的费用比传统的技术要高,而与政府控制医疗费用的政策相矛盾。加速这类技术的国产化,将是降低成本的直接有效手段,但困难是很大的。在国产化技术问世前,引进并广泛推广国外这一先进技术是医疗市场的需要。目前,国外厂商面对我国潜在的市场,面对众多同行的竞争,已逐渐改变其市场策略,并有调低仪器及试剂价格的趋势。另外,应积极宣传这一技术的及时、快速、准确等优点,减少患者因等候而造成的浪费,这也许是间接节约成本的有效手段。

第四节　自动化酶免疫分析技术

抗原抗体特异性反应的特性引入临床实验室诊断技术上,已有很长的历史并发挥了重要的作用。除了利用抗原抗体特异性反应的原理进行某种未知物质的定性了解(定性方法)外,应用这一原理进行物质的定量分析在临床应用上已越来越广泛和深入。标记免疫化学分析技术就是一类很重要的免疫定量分析技术,ELISA 技术的问世是免疫学定量分析方法的重要标志之一。从 ELISA 引申出来的一系列标记酶免疫化学分析（酶免疫分析）技术，使标记免疫化学分析技术得以丰富和完善，并得到广泛应用。本节着重介绍 ELISA 技术的自动化及应用。

一、免疫分析技术的发展

酶免疫分析是利用酶催化反应的特性来进行检测和定量分析免疫反应。在实践上，首先要让酶标记的抗体或抗原与相应的配体（抗原或抗体）发生反应，然后再加入酶底物。酶催化反应发生后，可通过检测下降的酶底物浓度或升高的酶催化产物浓度来达到检测或定量分析抗原抗体反应的目的。

1971 年 Engvall 和 Perlman 发表了 ELISA 用于 IgG 定量测定的文章，从此开始普遍应用这种方法。在标记酶的研究上学者们做了大量工作，包括酶的种类开发、酶催化底物的应用、酶促反应的扩大效应研究及底物检测手段等。

(一)酶联免疫吸附分析

这是一项广泛应用于临床分析的酶免疫分析技术。在这一方法中，一种反应组分非特异性地吸附或以共价键形式结合于固体物的表面，像微量反应板孔的表面、磁颗粒表面或塑料球珠表面。吸附的组分有利于分离结合和游离的标记反应物。ELISA 技术可分为双抗体夹心法、间接法和竞争法 3 类。双抗体夹心法多用于检测抗原，是最广泛应用的 ELISA 技术，但此法检测的抗原应至少有两个结合位点，故不能用于检测半抗原物质。间接法是检测抗体最常用的方法，只要更换不同的固相抗原，用一种酶标记抗体就可检测出各种相应的抗体。竞争法可用于检测抗原和抗体。

(二)酶倍增性免疫分析技术

酶倍增性免疫分析技术是一种广泛应用于临床分析的酶免疫分析技术。由于酶倍增性免疫分析技术不需"分离"这一步骤，易于操作，现用于分析各种药物、激素及代谢产物。酶倍增性免疫分析技术易于实现自动化操作。在这一技术中，抗体药物、激素或代谢产物的抗体与底物一起加入被检的患者标本中，让抗原抗体发生结合反应，再加入一定量的酶标记的相应药物、激素或代谢产物作为第二试剂；酶标志物与相应的过量抗体结合，形成抗原抗体复合物，这一结合封闭了酶触底物的活性位点或改变酶的分子构象，从而影响酶的活性。抗原抗体复合物形成引起的酶活性的相应改变与患者标本中待测成分的浓度成比例关系。从校准品曲线上即可算出待测成分的浓度。

(三)隆酶供体免疫分析

隆酶供体免疫分析是一项利用基因工程技术设计和发展起来的酶免疫分析技术。通过巧妙地操作大肠埃希菌的 lac 操纵子的 Z 基因,制备出 β-岩藻糖苷酶的无活性片段(酶供体和受体)。这两种片段可自然地装配重组形成有活性的酶,即使是供体片段结合到抗原上也不受影响。但是,当抗体结合到酶供体-抗原胶连体时,则会抑制这种装配重组,使有活性的酶不能形成。因此,在酶受体存在的情况下,被检抗原与酶供体-抗原胶连体对相应一定量的抗体的竞争便决定了有活性的酶的多少。被检抗原浓度高时,有活性酶形成的抑制便减少,反之便增多。测定酶活性可反映出被检抗原的量。

酶免疫分析所用的酶主要有碱性磷酸酶、辣根过氧化物酶、葡萄糖-6-磷酸脱氢酶及 β-岩藻糖苷酶。抗体的酶标记和抗原的酶胶连是通过双功能制剂的共价键联合技术来制备的,重组的胶连物是利用基因融合技术来制备的。

酶免疫分析技术中有各种各样的酶促反应检测体系。光学比色测定就是一种很普遍的检测。目前使用的比色计,像酶标仪,结构紧密,性能较高,且以多用途、可靠、易于操作及价廉等特点得到用户的青睐。然而,用荧光剂或化学发光剂标记底物或产物的酶免疫分析相比用光学比色的在灵敏度上更具优势。磷酸伞形花酮是一种不发荧光的底物,在碱性磷酸酶的催化下可转变成强荧光性的伞形花酮,这一酶促反应可用于以碱性磷酸酶作为标记酶的酶免疫分析定量分析。用碱性磷酸酶作为标记酶进行化学发光免疫分析时,选择一种名叫 adamantyl1,2-dioxetanearyl phosphate 的化学发光剂作为底物可获得很好的灵敏度效果。在酶的浓度为 $10 \sim 21$ mol 时也可检出。酶级联反应也已用于酶免疫分析技术,其优点是结合了两种酶——标记酶碱性磷酸酶和试剂酶乙酰脱氢酶的放大效应,使检测的灵敏度大大提高。

化学发光 ELISA 技术作为常用的 ELA 技术,其自动化的发展已在临床应用上受到重视。目前,国外已有许多公司发展了从样品加样、洗板到最终比色过程全自动化的仪器,以满足临床检验的各种需要。国内已用的仪器主要型号有意大利 STB 公司生产的 AMP 型及 BRIO 型全自动酶免疫分析系统、Grifols 公司的 Triturus 型(变色龙)全自动酶免疫分析系统、BioRad 公司的 CODA 型全自动酶免疫分析系统。另外,还有将加样和酶免疫分析分开处理的系统,如瑞士的 AT 型全自动标本处理系统和 FAME 型酶免疫分析处理系统。

二、ELISA 技术与自动化

(一)ELISA 技术的基本原理

1.双抗体夹心法

双抗体夹心法是检测抗原最常用的方法,可检测患者体液中各种微量抗原物质及病原体有关的抗原,应用较广。其操作步骤是将特异性抗体包被载体,使其形成固相抗体,洗去未结合的抗体和杂质后,加入待测样品,使其中相应抗原与固相抗体呈特异性结合,形成固相抗原抗体复合物,再洗涤除去未结合的物质,继之加入酶标记抗体,使其与固相上的抗原呈特异性结合,经充分洗涤除去未结合的游离酶标记抗体,最后加入相应酶的底物化,固相的酶催化底物变成有色产物,颜色反应的程度与固相上抗原的量有关。

用此法检测的抗原应至少有两个结合位点,故不能用以检测半抗原物质。

2.间接法

间接法是检测抗体最常用的方法。其操作步骤是将特异性抗原包被载体,形成固相抗原,洗涤去除未结合的物质后,加待测样品,使其中待测的特异性抗体与固相抗原结合形成固相抗原抗体复合物,再经洗涤后,固相上仅留下特异性抗体,继之加入酶标记的抗人球蛋白(酶标记抗体),使其与固相复合物中的抗体结合,从而使待测抗体间接标记上酶。洗涤去除多余的酶标记抗体后,固相上结合的酶量就代表待测抗体的量。最后加底物显色,其颜色深度可代表待测定抗体量。

本法只要更换不同的固相抗原,用一种酶标记抗体就可检测出各种相应的抗体。

3.竞争法

竞争法也可用以测定抗原和抗体。以测定抗原为例,受检抗原和酶标记抗原共同竞争结合固相抗体,因此,与固相结合的酶标记抗原量与受检抗原量成反比,其操作步骤是将特异性抗体包被载体,形成固相抗体,洗涤去除杂质后,待测孔中同时加待测标本和酶标记抗原,使之与固相抗体反应。如待测标本中含有抗原,则与酶标记抗原共同竞争结合固相抗体。待测标本中抗原量越多,酶标记抗原结合的量就越少,洗涤去除游离酶标志物后,加底物显色。结果是不含受检抗原的对照孔,其结合的酶标记抗原最多,颜色最深。对照孔与待测颜色深度之差,代表受检标本中的抗原量。待测孔越淡,标本中抗原量越多。

（二）自动化

ELISA 技术的理论基础与实践在一般的概念里，ELISA 技术的可操作性强，不需复杂设备，甚至完全手工加样、洗板和肉眼判读结果，便可完成技术操作。近年来，人们的质量控制意识不断加强，要求尽可能做到最低限度地减小系统误差，降低劳动强度，这就需要解决 ELISA 技术中加样、温育、洗板及判读结果过程的系统误差问题及高效率运作问题，自动化技术应运而生。将 ELISA 技术的加样、温育、洗板及判读结果过程科学地、有机地、系统地结合，尽可能地减少各环节人为因素的影响，便成为自动化 ELISA 技术的理论基础。

在自动化 ELISA 技术中，可以将整个体系分成加样系统、温育系统、洗板系统、判读系统、机械臂系统、液路动力系统及软件控制系统等几种结构，这些系统既相互独立，又紧密联系。加样系统包括加样针、条码阅读器、样品盘、试剂架及加样台等构件。加样针有两种：一为有聚四氟乙烯涂层的金属针，另一为可更换的一次性加样头。有些仪器的加样针只配金属针，无一次性加样头，有些是两种针都配备。加样针的功能主要是加样品及试剂，它靠液路动力系统提供动力，通过注射器样的分配器进行精确加样。加样针的数量在各型号仪器上是不同的，有一根的、两根的或多根的。条码阅读器是帮助识别标本的重要装置，目前的仪器均配有此装置。样品盘除了放置标本外，还能放置稀释标本用的稀释管，供不同检测目的使用。试剂架是供放置酶标记试剂、显色液、终止液等试剂用的，有些型号的仪器这一部分是独立的，有些是并在样品盘上。加样台是酶标板放置的平台，有些仪器在台上设置温育装置，让温育在台上进行。整个加样系统由控制软件进行"按部就班"的协调操作。

温育系统主要由加温器及易导热的金属材料板架构成。有些是盒式的，有些是台式的。一般控制温度可在室温至 50 ℃。温育时间及温度设置是由控制软件精确调控的。

洗板系统是整个体系的重要组成部分，主要由支持板架、洗液注入针及液体进出管路等组成。洗液注入针一般是 8 头的。每项洗板的洗板残留量一般控制在 5 μL 以内，最好的设备可控制在 2 μL 内。洗板次数可通过软件控制实现并可更改。

读板系统由光源、激光片、光导纤维、镜片和光电倍增管组成，是对酶促反应最终结果作客观判读的设备。各型号仪器的比色探头配置不一样，有单头的，也有 8 头的。控制软件通过机械臂和输送轨道将酶标板送入读板器进行自动比色，再将光信号转变成数据信号并回送到软件系统进行分析，最终得出结果。

酶标板的移动靠机械臂或轨道运输系统来完成。机械臂的另一重要功能是移动加样针。机械系统的运动受控于控制软件,其运动非常精确和到位。

为了更易于理解自动化 ELISA 技术的操作,在此列举 AMP 型全自动酶免疫分析系统的操作过程。

(三)主要型号的全自动酶免疫分析仪的性能及特点

1.AMP 型全自动酶免疫分析系统

该系统适用于各样项目的 ELISA 检测。可随机设置检测模式,每块上可同时检测相关条件的 8 个项目。加标本的速度为每小时 700 个;标本加样体积为 7～300 μL,进度为 1 μL 可调;加样精度为 10 μL 时变异系数(CV)＜2.5％,100 μL 时 CV＜1％。试剂加样速度为每小时 1 400 孔;加样体积为 10～300 μL;进度为 1 μL 可调,加样精度为 100 μL 时 CV＜2％。有液面感应装置。样品架为 6 个可移动模块,1 次可放置 180 个标本和稀释管,有标本识别的条码阅读器。温育系统中有可检温度在 20～45 ℃的平式加热器,温度设置误差在 ±0.5 ℃内,真正工作时需预热 5 分钟;孵育架有 8 个板位,每个板位温度设置是一样的,不能独立。洗板机配有 8 头洗液注入头,无交叉吸液,每洗液残留体积＜5 μL。读板器光源为 20 W 钨光灯,有 8 光纤的光度计,检测器有 8 个硅管,滤光片架可同时装 8 个滤光片,一般配装 405、450、492、550、620 nm 波长的滤光片。吸光度范围为 0～3.000 OD,分辨率为 0.001 OD,精度在 OD＝0.15 时,CV＜2.5％;OD＝0.8 时,CV＜1.5％;OD＝1.5 时,CV＜1.5％。

2.Triturus 型全自动酶免疫分析系统

该系统适用于各种项目的 ELISA 检测。随机安排项目检测,每板上可同时做 8 个相同条件的项目检测。可用加样针或一次性加样头加样;加样速度为 ＞700 个/h;加样体积为用针时 2～300 μL,用一次性加样头时 10～300 μL,进度均为 1 μL 可调;加样精度为用针时 CV＜1％,用一次性加样头时 CV＜2％。试剂加样速度为每小时 2 760 孔;加样体积为 2～300 μL,进度为 1 μL 可调;加样精度为 100 μL 时,CV＜2％。有液面感应装置。标本架为一圆形可移动架,可同时放置 92 管标本和 96 个稀释管。标本架中心为 12 个可移动的试剂架,并有 8 个稀释液架。有标本识别的条码阅读器,温育系统有可控温在 20～40 ℃的平台加热器,温度设置误差在 ±0.5 ℃内,工作时需预热 10 分钟;有 4 个加热孵育板位,轨道式振荡,每个板位独立控温,互不干扰。洗板机配有 8 头洗液注入头,液残量控制在 2 μL 以内。读板器有重复性读的单光纤光度计,光源为 20 W 的钨光灯,检测器有 1 个硅光管,滤光片架可同时装 7 个滤光片,一般配装 405、

450、492、550、600、620 nm波长的滤光片,吸光度范围为 0～3.000 OD,分辨率为 0.001 OD,精度为 CV＜1％。软件平台为 Windows95/98。

3.CODA 型全自动开放式酶免疫系统

在该系统上配用开放的 ELISA 药盖。整个酶免疫分析过程都在一个组合式的系统内完成:加样、孵育、洗板、结果判读、打印报告。但也可以自动操作酶免疫反应过程中个别的功能。1 次操作中最高可设置 5 种分析项目。可同时做 3 块酶标板的分析,测试量可大可小。可以贮存标准曲线,并为下次的测试做校正调节。能将测出的资料进行曲线拟合的积分计算。在大量筛选样品时,可用阈值测定的方法,筛查大批定性分析的样品。酶标板的孔底为平底或“U”形、“V”形底;样品管 5 mL 或1.5 mL均可放置。温育温度可控制在 35～47 ℃。检测光谱的波长范围为 400～700 nm。载板架有振板功能。软件平台为Windows95。

4.FAME 型酶免疫分析处理系统

该系统为除标本加样外的温育、加试剂、洗板、读板的自动化酶免疫分析装置。每项可同时处理 9 块酶标板。加样针为一次性,为回头加样探头,加样速度较快。酶试剂的混合应在机外进行。每板只能同时检测 1 个项目,但对于大样品、项目一致性强的工作,该系统应为上佳选择的机型。一般配上 AT 型标本处理系统,其全自动化的概念更可体现出来。

三、自动化 ELISA 技术的临床应用

由于 ELISA 技术具有无污染性、操作简便、项目易于开发等优点,加上已实现自动化,已受到临床实验室的重视。在骨代谢状况、糖尿病、药物浓度监测、内分泌学、生殖内分泌学、免疫血液学、肿瘤、感染性疾病、自身免疫性疾病的诊断或监测上,ELISA 技术已占据了较优势的地位。但其与发光免疫技术比较起来,灵敏度上稍逊色了些,重点介绍以下内容。

(1)骨代谢中骨重吸收的指标(Crosslaps):Crosslaps 是Ⅰ型胶原连素中的 C 端肽交连区的商品名,是最近发展起来的一项反映骨形成和骨重吸收的重要指标。已有报道,在骨质疏松、Paget 病、代谢性骨病等的患者中,尿中的 Crasslaps 升高。抑制骨重吸收的药物可导致 Crosslaps 水平降低。停经后妇女或骨质疏松患者雌激素等治疗可引起这一标志物降低。停经前妇女尿中 Crosslaps 的浓度一般为 5～65 nmol BCE/mmol Cr,正常男性为86 nmol BCE/mmol Cr。

(2)与糖尿病有关的自身抗体:主要有抗谷氨酸脱羧酶抗体、胰岛素自身抗体、胰岛细胞抗体。

（3）细胞因子的检测：干扰素、白细胞介素、转化生长因子等。

（4）肝炎标志物及其他感染指标：甲、乙、丙、丁、戊型肝炎的血清学标志物及获得性免疫缺陷综合征病毒抗体、EB病毒、巨细胞病毒、风疹病毒、弓形体等。

（5）自身免疫抗体：抗可溶性抗原抗体、抗甲状腺球蛋白抗体、甲状腺过氧化物酶抗体等。

四、自动化 ELISA 技术应用展望

ELISA技术在临床实验室里已是一项重要的应用技术，在病毒性肝炎血清学标志物的检测方面应用最广泛，在肿瘤标志物的检测上也经常用到该技术。但大多数的实验室仍停留在手工操作上，甚至连最基本的酶标仪都没有配备，势必影响到该技术的质量保证。

有人认为ELISA技术已逐步走向退化，可能会逐步退出临床实验室。有学者认为，这是一种不全面的看法。ELISA技术除其自身的优点外，自动化的发展更应当为临床实验室提供可靠的质量保障，以及提高工作效率和减轻工作强度等。自动化的发展是ELISA技术更有生命力的象征。

应当提倡和推广自动化的ELISA技术。有学者在这些年的应用中体会到，很重要的一点是，自动化技术大大减少了手工操作中造成的系统误差。比如，有些标本，尤其是低浓度的，反复手工测定时经常出现忽阴忽阳的情况，受很多主观因素的影响。当然，应用自动化设备会增加测试的成本，但这种成本的增加带来的是检测质量的保证。另外，应当看到，随着用户和产品的增加，设备的成本价格会逐渐下调。

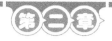

红细胞检验

第一节　红细胞形态

一、检测原理

红细胞形态检查与血红蛋白测定、红细胞计数结果相结合可粗略推断贫血原因,对贫血诊断和鉴别诊断有很重要的临床价值。将细胞分布均匀的血涂片进行染色(如瑞氏染色)后,根据各种细胞和成分各自的呈色特点,在显微镜下进行观察和识别。

二、方法学评价

血涂片观察一方面用于估计血细胞的相对数量,作为仪器质控方法之一;另一方面,通过形态学识别,初步判断贫血原因。但制片不当,常使细胞鉴别发生困难,甚至产生错误结论。

三、质量控制

(1)选择细胞分布均匀的区域。

(2)注意检查顺序的完整性:应先在低倍镜下估计细胞分布和染色情况,再用油镜观察血膜体尾交界处细胞形态,同时观察是否存在其他异常细胞,如幼稚或有核红细胞等,有时异常成分常集中分布在血涂片边缘,应注意观察。

四、参考值

瑞氏染色血涂片成熟红细胞形态为双凹圆盘形,细胞大小一致,平均直径

7.2 μm,淡粉红色,中央 1/3 为生理性淡染区,胞质内无异常结构。

五、临床意义

(一)红细胞大小改变

1.小红细胞

直径<6 μm 的红细胞。正常人偶见。小红细胞血红蛋白合成障碍,生理性淡染区扩大,见于缺铁性贫血、地中海贫血。小红细胞血红蛋白充盈良好,生理性淡染区消失,见于遗传性球形细胞增多症。

2.大红细胞

直径>10 μm 的红细胞,为未完全成熟红细胞,体积较大,因残留脱氧核糖核酸(DNA),瑞氏染色后呈多色性或嗜碱性点彩。见于巨幼细胞性贫血、溶血性贫血、恶性贫血等。

3.巨红细胞

直径>15 μm 的红细胞,因叶酸、维生素 B_{12} 缺乏使幼稚细胞内 DNA 合成不足,不能按时分裂,脱核后成为巨大红细胞,血涂片还可见分叶过多的中性粒细胞。见于巨幼细胞性贫血。

4.红细胞大小不均

红细胞间直径相差 1 倍以上,大者可达 12 μm,小者仅 2.5 μm,与骨髓粗制滥造红细胞有关。见于严重的增生性贫血(如巨幼细胞性贫血)。

(二)红细胞内血红蛋白含量改变

1.正常色素性

红细胞呈淡红色,中央有生理性浅染区。见于急性失血、再生障碍性贫血和白血病等。

2.低色素性

红细胞中央生理性浅染区扩大,成为环形红细胞,提示血红蛋白含量明显减少。见于缺铁性贫血、地中海贫血、铁粒幼细胞贫血、某些血红蛋白病。

3.高色素性

红细胞中央浅染区消失,整个红细胞染成红色,胞体增大,平均红细胞血红蛋白含量增高,平均血红蛋白浓度正常。见于巨幼细胞性贫血。

4.多色性

多色性是指尚未完全成熟的红细胞,胞体较大,胞质内尚存少量嗜碱性物质——核糖核酸(RNA),红细胞染成灰红色或淡灰蓝色。见于骨髓造红细胞功能活跃(如溶血性或急性失血性贫血)。

5.细胞着色不一

同一血涂片同时出现低色素、正常色素性两种细胞。见于铁粒幼细胞贫血。

(三)红细胞形状改变

1.球形红细胞

细胞中央着色深、体积小、直径与厚度比<2.4∶1(正常值为3.4∶1),球形红细胞气体交换功能较正常红细胞弱,且容易导致破坏、溶解。见于遗传性和获得性球形细胞增多症(如自身免疫溶血性贫血、直接理化损伤)等。

2.椭圆形红细胞

细胞呈椭圆形、杆形,两端钝圆,长轴增大,短轴缩短,长是宽的3~4倍,长径为12.5 μm,横径为2.5 μm。其红细胞生存时间一般正常也可缩短,血红蛋白正常,与遗传性细胞膜异常基因有关,细胞成熟后呈椭圆形,置于高渗、等渗、低渗、正常血清内,其椭圆形保持不变。见于遗传性椭圆形细胞增多症(可达25%~75%)、大细胞性贫血(可达25%)、缺铁性贫血、骨髓纤维化、巨幼细胞贫血、镰形细胞性贫血、正常人(约占1%,不超过15%)。

3.靶形红细胞

细胞中央染色较深,外围为苍白区域,而边缘又深染,形如射击靶。有时,中央深染区呈细胞边缘延伸的半岛状或柄状。细胞直径比正常大,但厚度变薄,由于红细胞内血红蛋白化学成分发生变异和铁代谢异常所致。形成过程:红细胞中血红蛋白溶解成镰状或弓形空白区,随后弓形空白区两端继续弯曲延伸,形成环形透明带,细胞生存时间约为正常细胞的一半或更短。见于各种低色素性贫血(如地中海贫血)、阻塞性黄疸、脾切除后。

4.口形红细胞

细胞中央有裂缝,中央淡染区呈扁平状,似张开的口形或鱼口状,细胞有膜异常,Na^+通透性增加,细胞膜变硬,使脆性增加,细胞生存时间缩短。见于口形红细胞增多症、小儿消化系统疾病引起的贫血、酒精中毒、某些溶血性贫血、肝病和正常人(<4%)。

5.镰形红细胞

细胞呈镰刀状、线条状等,是含有异常血红蛋白S的红细胞,在缺氧情况下,溶解度减低,形成长形或尖形结晶体,使细胞膜发生变形。检查镰形红细胞时需加还原剂,如偏亚硫酸钠后观察。见于镰状细胞贫血、镰状细胞特性样本。

6.棘红细胞

细胞表面有针状突起,间距不规则,长和宽不一。见于遗传性或获得性 β-脂蛋白缺乏症(高达 70％～80％)、脾切除后、酒精中毒性肝病、尿毒症。需与皱缩红细胞(锯齿状红细胞)鉴别,皱缩红细胞边缘呈锯齿形,其排列紧密、大小相等、外端较尖。

7.裂红细胞

裂红细胞为红细胞碎片或不完整红细胞,大小不一、外形不规则,呈刺形、盔形、三角形、扭转形等,是细胞通过阻塞的、管腔狭小的微血管所致。见于弥散性血管内凝血、微血管病性溶血性贫血、重型地中海贫血、巨幼细胞性贫血、严重烧伤和正常人(<2％)。

8.缗钱状红细胞

红细胞互相连接如缗钱状,是因为血浆中某些蛋白(纤维蛋白原、球蛋白)增高,使红细胞正、负电荷发生改变所致。

9.有核红细胞(幼稚红细胞)

除 1 周内婴幼儿血涂片中可见少量有核红细胞外,其他则为病理现象,包括以下 4 项。

(1)溶血性贫血:严重的溶血性贫血、新生儿溶血性贫血、自身免疫性溶血性贫血、巨幼细胞性贫血,因红细胞大量破坏、机体相对缺氧,使红细胞生成素水平增高,骨髓红系增生,网织红细胞和部分幼稚红细胞提前释放入血,说明骨髓有良好的调节功能。

(2)造血系统恶性疾病或骨髓转移性肿瘤:各种急、慢性白血病及红白血病。由于骨髓充满大量白血病细胞而使幼红细胞提前释放,或因髓外造血所致,有核红细胞以中、晚幼红细胞为主。红白血病时可见更早阶段幼稚红细胞,并伴形态异常。

(3)慢性骨髓增生性疾病:如骨髓纤维化,血涂片可见有核红细胞,来自髓外造血和纤维化的骨髓。

(4)脾切除后:骨髓中个别有核红细胞能到达髓窦,当脾切除后,不能被脾脏扣留,从而进入外周血。

10.其他

(1)新月形红细胞:红细胞着色极淡,残缺不全,体积大,状如新月形,直径约为 20 μm,见于某些溶血性贫血(如阵发性睡眠性血红蛋白尿症)。

(2)泪滴形红细胞:红细胞形如泪滴样或梨状,因细胞内含有 Heinz 小体或包涵体,或红细胞膜被粘连而拉长所致。见于贫血、骨髓纤维化和正常人。

（3）红细胞形态不一:出现不规则的奇异形状,如豆状、梨形、蝌蚪状、麦粒状、棍棒形等。见于某些感染、严重贫血、巨幼细胞性贫血。

(四)红细胞内出现异常结构

1.嗜碱性点彩红细胞

瑞氏染色后,胞质内出现形态不一的蓝色颗粒（变性 RNA）,属于未完全成熟红细胞,颗粒大小不一、多少不等,原因为重金属损伤细胞膜,使嗜碱性物质凝集,或嗜碱性物质变性,或血红蛋白合成中阻断原卟啉与铁结合。见于铅中毒。正常人血涂片中很少见到嗜碱性点彩红细胞（约占 1/10 000）。其他各类贫血见到点彩红细胞表明骨髓造血旺盛或有紊乱现象。

2.豪-乔小体（染色质小体）

成熟红细胞或幼红细胞胞质内含有一个或多个直径为 $1\sim2\ \mu m$ 暗紫红色圆形小体,为核碎裂、溶解后的残余部分。见于脾切除后、无脾症、脾萎缩、脾功能低下、红白血病、某些贫血（如巨幼细胞性贫血）。

3.卡波环

在嗜多色性、碱性点彩红细胞胞质中出现紫红色细线圈状结构,呈环形、"8"字形,为核膜残余物、纺锤体残余物（电镜下,可见形成纺锤体的微细管着色点异常）、脂蛋白变性物。见于白血病、巨细胞性贫血、增生性贫血、铅中毒、脾切除后。

4.寄生虫

红细胞胞质内可见疟原虫、微丝蚴、杜氏利什曼原虫等病原体。

第二节 红细胞计数

一、检测原理

(一)手工显微镜法

用等渗稀释液将血液稀释一定倍数,充入血细胞计数池,在显微镜下计数一定体积内的红细胞数,经换算求出每升血液中红细胞数量。

(二)血液分析仪法

用电阻抗和(或)光散射原理。

二、方法学评价

(一)手工显微镜法

手工显微镜法是传统方法,不需要特殊设备,但操作复杂、费时。但可作为:①对照核实仪器法白细胞或血小板计数减少的情况;②受小红细胞干扰的血小板计数结果的校正。

(二)血液分析仪法

血液分析仪法是常用方法,比手工法精确(如电阻抗计数法的变异系数为2%,手工法则>11%),且操作简便、快速。当白细胞数量明显增高时,会干扰红细胞计数和体积测定而产生误差。另外,此方法成本高,环境条件要求高。

三、质量控制

(一)手工法

误差原因有以下 4 项。

1.标本

血液发生凝固,使细胞计数减少或分布不均。

2.操作

稀释、充池、计数不规范。

3.器材

微量吸管、计数板不标准。

4.固有误差(计数域误差)

估计细胞计数的 95% 可信限和变异系数,采用下列公式。标准差 $s = \sqrt{n}$;95% 可信限=计数值±2 秒;变异系数(CV)$= \dfrac{s}{n} \times 100\% = \dfrac{\sqrt{n}}{n} \times 100\%$。

(二)仪器法

仪器法应严格按规程操作,并定期进行室内质控和室间质评。

四、参考值

(一)参考值

成年男性为$(4 \sim 5.5) \times 10^{12}/L$;成年女性为$(3.5 \sim 5.0) \times 10^{12}/L$;新生儿为$(6.0 \sim 7.0) \times 10^{12}/L$。

（二）医学决定水平

红细胞计数高于 $6.8 \times 10^{12}/L$，应采取治疗措施；低于 $3.5 \times 10^{12}/L$，为诊断贫血的界限，应寻找病因；低于 $1.5 \times 10^{12}/L$，应考虑输血。

五、临床意义

（一）生理性变化

1.年龄与性别的差异

新生儿，由于出生前处于生理性缺氧状态，故红细胞明显增高，较成人约增加35%，出生两周后逐渐下降，两个月婴儿约减少30%。男性在6～7岁时最低，随年龄增大而逐渐上升，25～30岁达到高峰，30岁后随年龄增大而逐渐下降，直到60岁尚未停止。女性也随年龄增大而逐渐上升，13～15岁达到高峰，随后受月经、内分泌等因素影响而逐渐下降，21～35岁维持最低水平，以后随年龄增大而逐渐上升，与男性水平相当。红细胞计数男女在15～40岁差别明显，主要是男性雄性激素水平较高，其中睾酮有促进红细胞造血的作用。

2.精神因素

感情冲动、兴奋、恐惧、冷水浴刺激等可使肾上腺素增多，导致红细胞暂时增多。

3.剧烈体力运动和劳动

安静时全身每分钟耗氧0.3～0.4 L，运动时可达2～2.5 L，最高可达4～4.5 L，因需氧量增加，使红细胞生成素生成增加，骨髓加速释放红细胞，导致红细胞增多。

4.气压减低

高山地区居民和登山运动员因大气稀薄、氧分压低，在缺氧刺激下，红细胞代偿性增生，骨髓产生更多红细胞，导致红细胞增高。高海拔人群约增加14%。

5.妊娠和老年人

妊娠中、后期，为适应胎盘循环需要，通过神经、体液调节，孕妇血浆容量明显增加，使血液稀释，导致红细胞减少，妊娠约减少16%。老年人因造血功能明显减退，导致红细胞减少。

（二）红细胞和血红蛋白量减少

红细胞和血红蛋白量减少见于临床上各种原因的贫血。通过红细胞计数、血红蛋白测定或血细胞比容测定可诊断贫血，明确贫血程度。贫血原因分析应结合体检和进一步检查。按病因将贫血分成以下 4 种。

1.急性、慢性红细胞丢失过多

各种原因出血,如消化性溃疡、痔疮、十二指肠钩虫病等。

2.红细胞寿命缩短

各种原因溶血,如输血溶血反应、蚕豆病、遗传性球形细胞增多症等。

3.造血原料不足

如慢性失血者,铁重新利用率减少、铁供应或吸收不足,铁是制造血红蛋白的原料,原料不足使血红蛋白合成量减少;先天性或后天性红细胞酶缺陷者,铁不能被利用,堆积在细胞内外,使发育中细胞的铁发生功能障碍;红细胞过早死亡所致,如铁粒幼细胞贫血(红细胞小、中心淡染区扩大、血清铁和贮存铁增加、幼稚细胞核周有铁颗粒);某些药物,如异烟肼、硫唑嘌呤等;继发于某些疾病,如类风湿关节炎、白血病、甲状腺功能亢进症、慢性肾功能不全、铅中毒等。

4.骨髓造血功能减退

某些药物,如抗肿瘤药物、磺胺类药物等可抑制骨髓造血功能;物理因素,如 X 线、^{60}Co、镭照射等可抑制骨髓造血功能;继发于其他疾病,如慢性肾衰竭(因尿素、肌酐、酚、吲哚等物质潴留使骨髓造血功能受影响);原发性再生障碍性贫血。

(三)红细胞增多

1.原发性红细胞增多

如真性红细胞增多症、良性家族性红细胞增多症等。真性红细胞增多症是一种原因不明的红细胞异常增殖性疾病,红细胞计数为$(7\sim10)\times10^{12}$/L,发生于 40~70 岁年龄组,其外周血红细胞计数明显增多,白细胞和血小板计数增高,有时伴慢性髓细胞性白血病。

2.继发性红细胞增多

(1)心血管病:各种先天性心血管疾病,如房间隔缺损、室间隔缺损、法洛四联症。

(2)肺部疾病:肺气肿、肺源性心脏病、肺纤维化、硅沉着病和各种引起肺气体交换面积减少的疾病。

(3)异常血红蛋白病。

(4)肾上腺皮质功能亢进:可能与皮质激素刺激骨髓使红细胞生成偏高有关。

(5)某些药物,如肾上腺素、糖皮质激素、雄激素等。

（6）相对性红细胞增多：如呕吐、严重腹泻、多汗、多尿、大面积烧伤、晚期消化道肿瘤而长期不能进食等引起血液浓缩、血液中有形成分相对增多，多为暂时性增多。

六、操作方法

（一）血细胞计数板（改良牛鲍计数板）

血细胞计数板用优质厚玻璃制成。每块计数板由"H"形凹槽分为两个同样的计数池。计数池两侧各有一条支持柱，将特制的专用盖玻片覆盖其上，形成高0.10 mm的计数池。计数池内划有长、宽各 3.0 mm 的方格，分为 9 个大格，每个大格面积为 1.0 mm²，容积为 0.1 mm³（μL）。其中，中央大方格用双线分成25 个中方格，位于正中及 4 角的 5 个中方格是红细胞和血小板计数区域，每个中方格用单线分为 16 个小方格。4 角的 4 个大方格是白细胞计数区域，用单线划分为 16 个中方格。根据 1941 年美国国家标准局规定，大方格每边长度允许误差为±1%，即(1±0.01)mm，盖玻片与计数池间隙深度允许误差为±2%，即(0.1±0.002)mm。

（二）盖玻片

盖玻片是专用的玻璃盖片，要求表面平整光滑，两面平整度在 0.002 mm 以内，盖玻片规格是 24 mm×20 mm×0.6 mm。

（三）微量吸管

微量吸管为一次性定量(10 μL 或 20 μL)毛细采血管，使用前应经水银称重法校正(误差应<±1%)。使用后，应经 2 g/L 过氧乙酸消毒两个小时，然后依次用蒸馏水冲洗、95%乙醇脱水、乙醚干燥。

（四）红细胞计数操作和注意事项

1. 计数和计算

在 2 mL 红细胞稀释液中加血 10 μL，混匀后，充入计数池，静置 3～5 分钟，在高倍镜下，计数中央大方格内 4 角和正中 5 个中方格内的红细胞数。计数时需遵循一定方向逐格进行，以免重复或遗漏，对压线细胞采用数左不数右、数上不数下的原则。计算公式为：

$$红细胞/L=N\times\frac{25}{5}\times10\times10^6\times200=N\times10^{10}=\frac{N}{100}\times10^{12}$$

2. 清洁

应保证计数板和盖玻片清洁。操作时，勿接触计数板表面，以防污染。使用后,依次用95％乙醇、蒸馏水棉球、清洁绸布擦净。

3.充池

需一次完成充池,如充池过少、过多或有气泡、继续充液,应重新操作,充池后不能移动盖玻片。红细胞在计数池中若分布不均,每个中方格间相差超过20个应重新充池,两次红细胞计数相差不得超过5％。

4.计数板

改良牛鲍计数板每年要鉴定1次,以免影响计数结果的准确性。

5.白细胞影响

通常白细胞总数较少,仅相当于红细胞的1/1 000～1/500,对结果影响很小,可以忽略不计。但白细胞计数过高者($>100\times10^9/L$),红细胞计数结果应进行校正。校正方法有两种:一是直接将患者红细胞数减去白细胞数;二是在高倍镜下勿将白细胞计入,白细胞体积常比红细胞略大,中央无凹陷,细胞核隐约可见,无黄绿色折光。

6.红细胞稀释液

红细胞稀释液由$NaCl$(调节渗透压)、Na_2SO_4(提高比密防止细胞粘连)、$HgCl_2$(防腐)和蒸馏水组成。枸橼酸钠稀释液由枸橼酸钠(抗凝和维持渗透压)、甲醛(防腐和固定红细胞)、氯化钠(调节渗透压)和蒸馏水组成。

第三节 红细胞平均指数

一、检测原理

(一)手工法

通过红细胞计数、血红蛋白量和血细胞比容值计算红细胞平均指数。

1.红细胞平均体积(MCV)

$$MCV=\frac{每升血液中血细胞比容}{每升血液中红细胞个数}=\frac{HCT}{RBC}(fL)$$,代表每个红细胞平均体积的大小。

2.红细胞平均血红蛋白含量(MCH)

$$MCH=\frac{每升血液中血红蛋白含量}{每升血液中红细胞个数}=\frac{Hb}{RBC}(pg)$$,代表每个红细胞内平均所含血红蛋白的量。

3.红细胞平均血红蛋白浓度（MCHC）

$$MCHC = \frac{每升血液中血红蛋白含量}{每升血液中血细胞比容} = \frac{Hb}{HCT}(g/L)，代表平均每升红细胞中$$

所含血红蛋白浓度。

（二）血液分析仪

能直接导出 MCV 值，再结合直接测定的红细胞和血红蛋白（Hb），计算出
MCH（Hb/RBC）和 MCHC（MCH×MCV）。

二、方法学评价

（一）MCV

当红细胞凝集时（如冷凝集综合征）、严重高血糖症（葡萄糖高于 60 g/L）可
使 MCV 假性增高。

（二）MCH

高脂血症、白细胞增多症可使 MCH 假性增高。

（三）MCHC

受血细胞比容（血浆残留或出现异常红细胞）和血红蛋白（Hb）（高脂血症、
白细胞增多症）的影响。

三、质量控制

（一）手工法

红细胞计数、血红蛋白、血细胞比容测定数据必须准确、可靠。

（二）血液分析仪法

利用人群红细胞平均指数相当稳定的原理，用 X_B 分析法或浮动均值法对血
液分析仪进行质量控制。

四、参考值

不同人群红细胞指数的参考范围见表 2-1。

五、临床意义

红细胞平均指数可作为贫血形态学分类依据（表 2-2）。

表 2-1　不同人群红细胞指数的参考范围

不同人群	MCV(fL)	MCH(ρg)	MCHC(g/L)
新生儿	86～120	27～36	250～370
1～3 岁	79～104	25～32	280～350
成人	80～100	26～34	320～360
老年人	81～103	27～35	310～360

表 2-2　贫血的红细胞形态学分类

贫血分类	MCV	MCH	MCHC	贫血包含类型
正细胞性贫血	正常	正常	正常	再生障碍性贫血、急性失血性贫血、某些溶血性贫血
大细胞性贫血	增高	增高	正常	各种造血物质缺乏或利用不良的贫血
单纯小细胞性贫血	减低	减低	正常	慢性感染、慢性肝肾疾病性贫血
小细胞低色素性贫血	减低	减低	减低	缺铁性贫血、铁利用不良贫血、慢性失血性贫血

　　小红细胞性贫血可低至 MCV 50 fL、MCH 15 ρg、MCHC 220 g/L；大红细胞性贫血可高至 MCV 150 fL、MCH 45 ρg，但 MCHC 正常或减低；MCHC 增高见于球形细胞增多症，但不超过 380 g/L。

　　红细胞平均指数仅代表红细胞平均值，有一定局限性。如溶血性贫血和急性白血病，虽属正细胞性贫血，但红细胞可有明显的大小不均和异形，大细胞性贫血，也可有小细胞存在，小细胞性贫血，也可有大红细胞，必须做血涂片检查才能较为准确地诊断。

第四节　红细胞沉降率测定

　　红细胞沉降率是指红细胞在一定条件下沉降的速度，简称血沉。在健康人血沉数值波动于一个较狭窄范围内，在许多病理情况下血沉可明显加快。

一、测量方法

(一)魏氏法

1.原理

血流中的红细胞，因细胞膜表面的唾液酸所具有的负电荷等因素而互相排斥,使细胞间距离约为 25 nm,故彼此分散悬浮而下沉缓慢。如血浆或红细胞本身发生改变,则可使血沉发生变化。

2.方法

取静脉血 1.6 mL,按 4∶1 与 106 mmol/L 柠檬酸钠溶液(0.4 mL)混匀,然后吸入清洁、干燥的标准魏氏血沉管,并调至"0"刻度处。血沉管在室温下(18～25 ℃)严格垂直放置。避免阳光直照、振动和血液外溢。1 小时后,读出血浆凹液面底部至沉降红细胞柱顶部之间距离(mm)数,即为血沉结果。

(二)动态监测法

1.原理

红细胞在一定管径的玻璃管中,由于重力的作用自由沉降,经过大量的试验观察发现,沉降过程分为 3 个阶段:前 10 分钟,沉降速度缓慢,处于延迟期;后10 分钟由于红细胞压在管的底部,沉降速度渐趋缓慢,逐渐接近一渐近值;而中间 40 分钟则沉降速度较快,呈线性下降。动态监测法即根据红细胞沉降的这一特点,采用红外线等检测技术,在 30 分钟内每间隔 45 秒探测在线性下降过程中红细胞沉降的位置,根据线性方程换算成魏氏法 1 小时或 2 小时的结果。

2.方法

根据不同规格的试管(厂家提供),取一定量的静脉血与相应抗凝剂按4∶1混合,混匀后置于仪器上选定程序开始计时。30 分钟或 1 小时后,仪器自动打印报告,同时可打印动态反应图。据报道,动态反应图可在一定程度上有助于区分某些疾病,但缺乏特异性。

(三)光密度法

1.原理

该方法为意大利 UDINE 公司的专利技术。由于红细胞缗钱状结构的形成对红细胞沉降的整个过程发挥着极其关键的作用,因此,在某一容器内的全血的透光性将随着时间的变化而增加。该方法利用激光为光源,对毛细管中的微量全血进行照射,20 秒扫描 1 000 次,动态检测红细胞聚集和沉降的变化过程,而后通过光密度的变化换算成魏氏法的相关结果。

据报道,光密度法测量血沉的结果与魏氏法的相关系数为 0.97。该方法报告结果快速,操作更为简便,近年来已逐步开始应用于临床。

2.方法

抽取静脉全血 1～2 mL,乙二胺四乙酸(EDTA)抗凝,在自动混匀器上混合两分钟后上机操作。

二、影响因素

(一)血浆的性质

在正常情况下,红细胞膜表面的唾液酸带有负电荷形成 zeta 电位,使红细胞互相排斥而保持悬浮稳定性,沉降很慢。但在病理情况下,血浆纤维蛋白原或球蛋白增多,致使红细胞 zeta 电位降低,彼此易于粘连成缗钱状,此种聚集的红细胞团块与血液接触的总面积缩小,受到血浆的阻逆力减弱而使血沉加快。而清蛋白、糖蛋白等可使血沉减慢。此外血脂与血沉有关,胆固醇可使血沉加快,而卵磷脂可使血沉减慢。

(二)红细胞的比容和形状

单个红细胞是一个微小的胶体集团,细胞膜的表面有一层水化膜,使细胞互相隔离,细胞膜上的负电荷又使红细胞互相排斥,许多红细胞悬浮在血浆中,下沉时受到的阻力很大,故血沉很慢。在妊娠和许多疾病时,红细胞互相聚集成串钱状,与血浆接触的表面积大为减少,下沉时受到血浆的阻力相应减少,因此血沉明显加快。现在认为红细胞串钱状的形成是妊娠和各种疾病时血沉加快的主要原因。聚集的红细胞数量越多,聚集块越大,血沉加快越明显。球形、镰形等异形红细胞或红细胞严重大小不均时,不易形成串钱状,对血沉影响不大。镰形细胞性贫血患者血沉很慢。大红细胞因球体半径较大,表面积相对减少,受到血浆的阻逆力相应减少,下沉较小细胞快。

(三)血沉管的位置

当血沉管垂直直立时,红细胞受阻逆力最大。当血沉管倾斜时,红细胞多沿一侧下降。而血浆在另一侧上升,致使血沉加快。

(四)温度

室温增高时,血浆黏度降低,血沉加快,反之血沉减慢。

三、质量控制

质量控制主要针对魏氏法而言。

(一)测量时间

采血后,室温下必须在 2 小时内测定。4 ℃下可延长至 6 小时内测定完毕。凡标本用放大镜观察有凝集者,必须弃去不用。

（二）结果的判读

观察结果必须准确掌握在 1 小时，读出血浆凹液面底部至沉降红细胞柱顶部之间距离（mm）数。有些患者血沉先慢后快，有的先快后慢，因此绝对不允许只观察 30 分钟沉降率乘以 2 而作为 1 小时的沉降结果。

（三）血沉管的标准

魏氏血沉管：按国际血液学标准化委员会要求，此管必须厚壁、笔直、无色、无可见内疵，上端必须磨光，并与纵轴成直角，有一适当斜边，下端必须弄尖，仔细打磨与纵轴成直角。管长（300±1.5）mm，管孔直径（2.55±0.15）mm，管孔一致性即误差＜±0.05 mm。分度单位为 mm，两个分度间允许最大误差为 0.22 mm。分度必须精确、清楚，标记线宽度一致。数字从 0 至 200，用 10 或更小间隔刻出。

（四）测量温度

如果室温低于 18 ℃时，应放在 18～25 ℃温箱内测定。如果超过 25 ℃时，可查温度变化校正图（图 2-1）校正后报告。

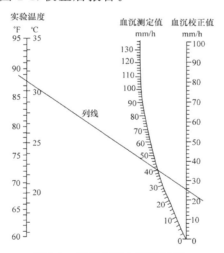

图 2-1 不同室温血沉校正值

（五）血液与抗凝剂的比例

血液与抗凝剂的比例为 4：1，混合充分，无凝血，无溶血，放置后的血液吸入血沉管前应再混匀 1 次，吸入血沉管内的血液应不含气泡。

（六）血沉管的位置及洁净度

在垂直的玻璃管中，红细胞下沉时受到的阻力大，下沉慢。如果血沉管倾斜,红细胞沿一侧管壁下降,血浆沿另一侧管壁上升,受到的阻力减少,血沉可以大大加快。血沉管内如有蛋白质等黏附管壁,将使血沉减慢。血沉管经水、丙酮清洁干燥后才可使用,不主张用重铬酸盐清洁液和去污剂清洗。

第五节 血细胞比容

一、检测原理

血细胞比容是指在一定条件下,经离心沉淀压紧的红细胞在全血样本中所占的比值。

(一)离心法

离心法包括温氏法、微量法。离心法是将抗凝血置于孔径统一的温氏管或毛细玻管中,以一定转速离心一定时间后,计算红细胞层占全血的体积比。

(二)血液分析仪法

血液分析仪法原理是当细胞通过计数小孔时,形成相应大小的脉冲,脉冲的多少即为细胞数量,脉冲高度为细胞体积,通过红细胞平均体积(MCV)和红细胞计数(RBC)即求得血细胞比容,即 HCT＝MCV×RBC。

二、方法学评价

(一)手工法

有折射计法、黏度法、比密测定法、离心法和放射性核素法。

1.温氏法

采用中速离心,不能完全排除红细胞间残留血浆,测定结果偏高,已被淘汰。

2.微量法

采用高速离心,细胞间残留血浆比温氏法少(约 2%),且样本用量小、操作简便,残留血浆为 1%～3%。

(二)血液分析仪法

仪器法 CV 为 1%,手工法 CV 为 2%。仪器法应注意红细胞增多症或血浆渗透压异常时会出现误差。

三、质量控制

(一)手工法

抗凝剂量不准确、混匀不充分、离心速度不够会产生误差。红细胞形态异常(如小红细胞、大红细胞、椭圆形红细胞、镰形红细胞)或红细胞增多症可使血浆残留量增加 6%。当红细胞增多时,血细胞比容明显增高,血浆残留也会增加。

(二)血液分析仪法

要注意血细胞比容是否与红细胞、MCV 相关。

四、参考值

(1)温氏法:男性为 0.40~0.50;女性为 0.37~0.48。
(2)微量法:男性为 0.47±0.04;女性为 0.42±0.05。

五、临床意义

(一)增高

增高见于各种原因所致血液浓缩,如大量呕吐、大手术后、腹泻、失血、大面积烧伤、真性红细胞增多症、继发性红细胞增多症等。

(二)减低

减低见于各种贫血。但不同类型的贫血,血细胞比容减少程度与红细胞计数值不完全一致。

(三)输液评估

输液评估用于评估血浆容量有无增减或浓缩稀释程度,有助于控制补液量和了解体液平衡情况,是临床输血、输液治疗疗效观察的指标。

(四)计算平均值

计算平均值作为红细胞平均体积、红细胞平均血红蛋白浓度计算的基础数据。

(五)真红诊断指标

血细胞比容＞0.7,红细胞为$(7\sim10)\times10^{12}/L$,Hb＞180 g/L 即可诊断。

六、操作方法

(一)温氏法

取乙二胺四乙酸二钾或肝素抗凝静脉血 2 mL,加入温氏管中,用水平离心机以 2 264 g(即有效半径 22.5 cm,3 000 r/min)离心 30 分钟,离心后血液分为 5 层,自上而下分别为血浆层、血小板层、白细胞层和有核红细胞层、还原红细胞层(紫黑红色)、带氧红细胞层(鲜红色)。读取还原红细胞层柱高的毫米数,乘以 0.01,即为每升血液中红细胞体积的升数。

(二)微量法

取抗凝全血或外周血,充入一次性毛细玻管(管长 75 mm,内径 0.8~1.0 mm,壁厚 0.20~0.25 mm,每支含肝素 2 U)的 2/3(50 mm)处,封口后,用水平式毛细管血细胞比容离心机,以 12 000 r/min(相对离心力≥10 000 g),离心 5 分钟,用专用读数板或刻度尺读取还原红细胞层和全层长度,计算血细胞比容值。

橡皮泥封管口底面应平整,以深入毛细血管内 2 mm 左右为宜。应做双份试验,结果之差应<0.01。

第六节　血红蛋白测定

一、检测原理

(一)氰化高铁血红蛋白(HiCN)测定法

血液中除硫化血红蛋白外的各种 Hb(如氧合血红蛋白、碳氧血红蛋白或其他衍生物)均可被高铁氰化钾氧化为高铁血红蛋白,再和 CN^- 结合生成稳定的棕红色复合物——HiCN,其在 540 nm 处有一吸收峰,用分光光度计测定该处的吸光度,经换算即可得到每升血液中的血红蛋白浓度,或通过制备的标准曲线查得血红蛋白浓度。

(二)十二烷基硫酸钠血红蛋白测定法

血液中除硫化血红蛋白外的各种 Hb 均可与低浓度十二烷基硫酸钠血红蛋白作用,生成十二烷基硫酸钠血红蛋白棕红色化合物,用分光光度计测定波峰 538 nm 处吸光度,经换算可得到每升血液中的血红蛋白浓度。

二、方法学评价

Hb 测定方法大致分为:①根据 Hb 分子组成测 Hb(全血铁法);②根据血液

物理特性测 Hb(比密法、折射仪法);③根据 Hb 与 O_2可逆性结合的特性测 Hb(血气分析法);④根据 Hb 衍生物光谱特征定量测 Hb(比色法)。

(一)HiCN 测定法

1966 年 HiCN 测定法被国际血液学标准化委员会推荐为参考方法。该法具有操作简单、显色快、结果稳定可靠、读取吸光度后可直接定值等优点。其致命的弱点是氰化钾试剂有剧毒,使用管理不当可造成公害。

(二)十二烷基硫酸钠血红蛋白测定法

该法具有操作简单、呈色稳定、准确性和精确性符合要求、无公害等优点。但由于摩尔消光系数尚未最后确认,不能直接用吸光度计算 Hb 浓度,而且十二烷基硫酸钠血红蛋白试剂本身质量差异较大,会影响检测结果。

(三)叠氮高铁血红蛋白法

该法优点与 HiCN 测定法相似,最大吸收峰为 542 nm,显色快、结果稳定,试剂毒性仅为 HiCN 测定法的 1/7,但仍存在公害问题。

(四)碱羟血红蛋白测定法

该法试剂简单、呈色稳定、无公害,吸收峰为 575 nm,可用氯化血红素作为标准品。但仪器多采用 540 nm 左右滤光板,限制了此法使用。

(五)溴代十六烷基三甲铵血红蛋白测定法

该法试剂溶血性强又不破坏白细胞,适用于仪器上自动检测 Hb 和白细胞。缺点是测定结果的准确度和精密度不佳。

(六)血细胞分析仪

优点是操作简单、快速,同时可获得多项红细胞参数,血红蛋白测定原理与手工法相似,但由于各型仪器使用溶血剂不同,形成 Hb 的衍生物不同。仪器需经 HiCN 标准液校正后才能使用。仪器法测定精度约为 1%。

三、质量控制

(一)样本

异常血浆蛋白质、高脂血症、白细胞数超过 $30 \times 10^9/L$、脂滴等可产生浊度,干扰 Hb 测定。

(二)采血部位

采血部位不同,结果不同,静脉血比毛细血管血低 10%~15%。

(三)结果分析

测定值假性增高的原因是稀释倍数不准、红细胞溶解不当、血浆中脂质或蛋白质量增加。

(四)HiCN 参考液

HiCN 参考液是制备标准曲线、计算 K 值、校准仪器和其他测定方法的重要物质。国际血液学标准化委员会公布了制备方法和规格。我国 HiCN 部级参考品质量标准为以下 9 条。

(1)图形扫描波峰为 (540 ± 1) nm,波谷为 $504\sim502$ nm。

(2) $A_{\lambda 540nm}/A_{\lambda 504nm}$ 为 $1.590\sim1.630$。

(3) $A_{\lambda 750nm}\leqslant0.002$。

(4)无菌试验:普通培养和厌氧培养呈阴性。

(5)精密度:随机抽样 10 支测定,CV $\leqslant0.5\%$。

(6)准确度:以世界卫生组织 HiCN 参考品为标准进行测定,测定值与标示值之差 $\leqslant\pm0.5\%$。

(7)稳定性:3 年内不变质,测定值不变。

(8)分装于棕色安瓿内,每支不少于 10 mL。

(9)标签应写明产品名称、批号、含量、有效期、生产日期、贮存法等。

(五)质控物

(1)柠檬酸葡萄糖抗凝全血:4 ℃可保存 3~5 周,用于红细胞、Hb 和白细胞质控。

(2)进口全血质控物:用于多参数血细胞分析仪红细胞、Hb 和白细胞质控。

(3)醛化半固定红细胞:4 ℃可保存 50~60 天,用于红细胞、Hb 质控。

(4)溶血液:用于 Hb 质控。

(5)冻干全血:可长期保存,用于 Hb 质控。

四、参考值

成年:男性 120~160 g/L;女性 110~150 g/L。新生儿 170~200 g/L。老年人(70 岁以上):男性 94.2~122.2 g/L;女性 86.5~111.8 g/L。

五、临床意义

(一)生理性变化

1.年龄

随年龄增长,Hb 可增高或减低,和红细胞变化相似。

2.时间

红细胞和血红蛋白量有 1 天内波动,上午 7 时达高峰,随后下降。

(二)病理性变化

血红蛋白测定的临床意义和红细胞计数相似,但在贫血程度的判断上优于红细胞计数。需注意的是以下问题。

(1)某些疾病,血红蛋白和红细胞浓度不一定能正确反映全身红细胞的总容量。如大量失血时,在补充液体前,虽循环血容量缩小,但血液浓度很少变化,从血红蛋白浓度来看,很难反映出存在贫血。如水潴留时,血浆容量增大,即使红细胞容量正常,但血液浓度减低,从血红蛋白浓度来看,已存在贫血;反之,失水时,血浆容量缩小,即使血液浓度增高,但红细胞容量减少,从血红蛋白浓度来看,贫血不明显。

(2)发生大细胞性贫血或小细胞低色素性贫血时,红细胞计数与血红蛋白浓度不成比例。大细胞性贫血的血红蛋白浓度相对偏高,小细胞低色素性贫血的血红蛋白减低,但红细胞计数可正常。

六、HiCN 测定法操作

(一)测定

在 5 mL HiCN 转化液中加血 20 μL,充分混合,静置 5 分钟后,在波长 540 nm 处,光径(比色杯内径)1.000 cm,HiCN 转化液或蒸馏水调零,测定吸光度(A)。

(二)计算

HiCN 测定法操作计算公式如下:

$$HiCN(g/L) = \frac{A_{HiCN}^{\lambda 540}}{44} \times \frac{64\ 458}{1\ 000} \times 251 = A \times 367.7$$

根据公式直接计算。式中 A 为样本吸光度,44 为毫摩尔消光系数,64 458/1 000为 1 mol/L Hb 溶液中所含 Hb 克数,251 为稀释倍数。绘制标准曲线。采用 HiCN 参考液(50 g/L,100 g/L,150 g/L,200 g/L),在分光光度计上,波长 540 nm 处,测定各种参考液的吸光度,以参考液血红蛋白含量为横坐标,吸光度为纵坐标,绘制标准曲线,或求出换算常数(K):$K = \frac{\sum Hb}{\sum A}$。然后,根据样本吸光度(A)在标准曲线查出血红蛋白浓度,或用 K 值计算:$Hb(g/L) = K \times A$。

(三) HiCN 贮存

转化液应贮存在棕色有塞玻璃瓶中，不能贮存在塑料瓶中，否则会使 CN^- 丢失，测定结果偏低。HiCN 转化液在 4 ℃ 一般可保存数月，不能在 0 ℃ 以下保存，因为结冰可使高铁氰化钾还原，使试剂失效。

(四) 干扰

HiCN 转化液是一种低离子强度、pH 近中性的溶液（7.2 ± 0.2）。样本中白细胞过高或球蛋白异常增高时，干扰检测结果。解决方法是白细胞过高者，离心后取上清液比色；球蛋白异常增高（如肝硬化者）者，比色液中加入少许固体氯化钠或碳酸钾，混匀后溶液澄清再比色。

(五) 氰化钾试剂

氰化钾试剂是剧毒品，测定后的废液首先以水稀释废液（1∶1），再加次氯酸钠 35 mL/L，充分混匀，放置 15 小时以上，使 CN^- 氧化成 CO_2 和 N_2 挥发，或水解成 CO_3^{2-} 和 NH_4^+，再排入下水道。废液不能直接与酸性溶液混合，因为氰化钾遇酸可产生剧毒的氰氢酸气体。

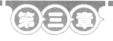

白细胞检验

第一节　白细胞形态

一、检测原理

血涂片经染色后,在普通光学显微镜下做白细胞形态学观察和分析。常用的染色方法有瑞氏染色法、吉姆萨染色法、May-Grünwald 法、Jenner 法、Leishman 染色法等。

二、方法学评价

(一)显微镜分析法

对血液细胞形态的识别,特别是异常形态,推荐采用人工方法。

(二)血液分析仪法

血液分析仪法不能直接提供血细胞质量(形态)改变的确切信息,需进一步用显微镜分析法进行核实。

三、临床意义

(一)正常白细胞形态

瑞氏染色正常白细胞的细胞大小、核和质的特征见表 3-1。

表 3-1　外周血 5 种白细胞形态特征

细胞类型	大小(μm)	外形	细胞核		细胞质	
			核形	染色质	着色	颗粒
中性杆状核粒细胞	10～15	圆形	弯曲呈腊肠样,两端钝圆	深紫红色,粗糙	淡橘红色	量多,细小,均匀布满胞质,浅紫红色
中性分叶核粒细胞	10～15	圆形	分为 2～5 叶,以 3 叶多见	深紫红色,粗糙	淡橘红色	量多,细小,均匀布满胞质,浅紫红色
嗜酸性粒细胞	11～16	圆形	分为 2 叶,呈眼镜样	深紫红色,粗糙	淡橘红色	量多粗大,圆而均匀,充满胞质,鲜橘红色
嗜碱性粒细胞	10～12	圆形	核结构不清,分叶不明显	粗而不均	淡橘红色	量少,大小和分布不均,常覆盖核上,蓝黑色
淋巴细胞	6～15	圆形或椭圆形	圆形或椭圆形,着边	深紫红色,粗块状	透明淡蓝色	小淋巴细胞一般无颗粒,大淋巴细胞可有少量粗大不均匀、深紫红色颗粒
单核细胞	10～20	圆形或不规则形	不规则形,肾形,马蹄形,或扭曲折叠	淡紫红色,细致疏松呈网状	淡灰蓝色	量多,细小,灰尘样紫红色颗粒弥散分布于胞质中

(二)异常白细胞形态

1.中性粒细胞

(1)毒性变化:在严重传染病、化脓性感染、中毒、恶性肿瘤、大面积烧伤等情况下,中性粒细胞有下列形态改变。大小不均(中性粒细胞大小相差悬殊)、中毒颗粒(比正常中性颗粒粗大、大小不等、分布不均匀、染色较深、呈黑色或紫黑色)、空泡(单个或多个,大小不等)、杜勒小体(是中性粒细胞胞质因毒性变而保留的嗜碱性区域,呈圆形、梨形或云雾状,界限不清,染成灰蓝色,直径 1～2 μm,亦可见于单核细胞)、退行性变(胞体肿大、结构模糊、边缘不清晰、核固缩、核肿胀、核溶解等)。上述变化反映细胞损伤的程度,可以单独出现,也可同时出现。

毒性指数:计算中毒颗粒所占中性粒细胞(100 个或 200 个)的百分率。1 为极度,0.75 为重度,0.5 为中度,<0.25 为轻度。

(2)巨多分叶核中性粒细胞:细胞体积较大,直径 16～25 μm,核分叶常在 5 叶以上,甚至在 10 叶以上,核染色质疏松。见于巨幼细胞贫血、抗代谢药物治疗后。

(3)奥氏小体:细胞质中出现呈紫红色细杆状物质,长 1～6 μm,1 条或数条,见于急性白血病,尤其是颗粒增多型早幼粒细胞白血病,可见数条到数十条呈束奥氏小体。急性单核细胞白血病可见 1 条细长的奥氏小体,而急性淋巴细胞白血病则不出现奥氏小体。

(4)Pelger-Hüet 畸形:细胞核为杆状或分两叶,呈肾形或哑铃形,染色质聚集成块状或条索网状。为常染色体显性遗传,也可继发于某些严重感染、白血病、骨髓增生异常综合征、肿瘤转移、某些药物(如秋水仙胺、磺基二甲基异噁唑)治疗后。

(5)Chediak-Higashi 畸形:细胞质内含有数个至数十个包涵体,直径为 2～5 μm,呈紫蓝、紫红色。见于 Chediak-Higashi 综合征,为常染色体隐性遗传。

(6)Alder-Reilly 畸形:细胞质内含有巨大的、深染的嗜天青颗粒,呈深紫色。见于脂肪软骨营养不良、遗传性黏多糖代谢障碍,为常染色体隐性遗传。

(7)May-Hegglin 畸形:细胞质内含有淡蓝色包涵体,为常染色体显性遗传。

2.淋巴细胞

(1)异型淋巴细胞:在淋巴细胞性白血病、病毒感染(如传染性单核细胞增多症、病毒性肺炎、病毒性肝炎、传染性淋巴细胞增多症、流行性腮腺炎、水痘、巨细胞病毒感染)、百日咳、布鲁氏菌病、梅毒、弓形虫感染、药物反应等情况下,淋巴细胞增生,出现某些形态学变化,称为异型淋巴细胞。分为 3 型。①Ⅰ型(空泡型,浆细胞型):胞体比正常淋巴细胞稍大,多为圆形、椭圆形、不规则形。核为圆形、肾形、分叶状,常偏位。染色质粗糙,呈粗网状或小块状,排列不规则。胞质丰富,染深蓝色,含空泡或呈泡沫状。②Ⅱ型(不规则型,单核细胞型):胞体较大,外形常不规则,可有多个伪足。核形状及结构与Ⅰ型相同或更不规则,染色质较粗糙致密。胞质丰富,呈淡蓝或灰蓝色,有透明感,边缘处着色较深,一般无空泡,可有少数嗜天青颗粒。③Ⅲ型(幼稚型):胞体较大,核为圆形、卵圆形。染色质细致呈网状排列,可见1～2个核仁。胞质为深蓝色,可有少数空泡。

(2)放射线损伤后淋巴细胞形态变化:淋巴细胞受电离辐射后出现形态学改变:核固缩、核破碎、双核、卫星核淋巴细胞(胞质中主核旁出现小核)。

(3)淋巴细胞性白血病时形态学变化:在急、慢性淋巴细胞白血病中出现各阶段原幼细胞,并有形态学变化。

3.浆细胞

正常浆细胞直径为 8～9 μm,胞核圆、偏位,染色质为粗块状,呈车轮状或龟背状排列;胞质为灰蓝色、紫浆色,有泡沫状空泡,无颗粒。如外周血出现浆细胞,见于传染性单核细胞增多症、流行性出血热、弓形体病、梅毒、结核病等。异常形态浆细胞有以下 3 种。

（1）Mott 细胞：浆细胞内充满大小不等、直径 2～3 μm 的蓝紫色球体，呈桑葚样。见于反应性浆细胞增多症、疟疾、黑热病、多发性骨髓瘤。

（2）火焰状浆细胞：浆细胞体积大，胞质红染，边缘呈火焰状。见于 IgA 型骨髓瘤。

（3）Russell 小体：浆细胞内有数目不等、大小不一、直径 2～3 μm 的红色小圆球。见于多发性骨髓瘤、伤寒、疟疾、黑热病等。

第二节　单核细胞计数

单核细胞占白细胞总数的 3％～8％，骨髓多能造血干细胞分化为骨髓干细胞和粒-单核祖细胞之后进而发育为原单核细胞、幼单核细胞及单核细胞，后者逐渐释放至外周血中。循环血内的单核细胞并非终末细胞，它在血中的停留只是暂时的，3～6 天后进入组织或体腔内，可转变为幼噬细胞，再成熟为巨细胞。因此，单核细胞与组织中的巨噬细胞构成单核巨噬细胞系统，而发挥防御功能。

一、原理

单核细胞具有强烈的非特异性酯酶活性，在酸性条件下，可将稀释液中 α-醋酸萘酯水解，产生 α-萘酚，并与六偶氮副品红结合成稳定的红色化合物，沉积于单核细胞内，可与其他白细胞区别。因此，将血液稀释一定倍数，然后滴入计数盘，计数一定范围内单核细胞数，即可直接求得每升血液中单核细胞数。

二、参考值

参考值为 $(0.196\pm0.129)\times10^9/L$。

三、临床意义

（一）单核细胞增多

1.生理性增多

正常儿童外周血中的单核细胞较成人稍多，平均为 9％，出生后两周的婴儿可呈生理性单核细胞增多，可达 15％或更多。

2.病理性增多

单核巨噬细胞系统的防御作用是通过以下 3 个环节来完成的。

(1)对某些病原体,如 EB 病毒、结核分枝杆菌、麻风分枝杆菌、沙门菌、布鲁氏菌、疟原虫和弓形体等,均有吞噬和杀灭的作用。

(2)能清除损伤或已死亡的细胞,在炎症组织中迅速出现多数中性粒细胞与单核细胞,前 3 天中性粒细胞占优势,以后或更晚则以单核细胞为主,由于单核细胞和巨噬细胞吞噬残余的细菌和已凋亡的粒细胞,使炎症得以净化。

(3)处理抗原,在免疫反应的某些阶段,协助淋巴细胞发挥其免疫作用等。

临床上单核细胞增多常见于:①某些感染,如亚急性感染性心内膜炎、疟疾、黑热病等;急性感染的恢复期可见单核细胞增多;在活动性肺结核,如严重的浸润性的粒性结核时,可致血中单核细胞明显增多,甚至呈单核细胞类白血病反应,白细胞占总数常达 $20 \times 10^9/L$ 以上,分类时单核细胞可达 30% 以上,以成熟型为主,但亦可见少数连续单核巨噬细胞。②某些血液病及粒细胞缺乏症的恢复期,常见单核细胞一过性增多,恶性组织细胞病、淋巴瘤时可见幼单核细胞增多,成熟型亦见增多。骨髓增生异常综合征时,除贫血、白细胞计数减少之外,白细胞分类时常见核细胞增多。

(二)单核细胞减少

单核细胞减少的意义不大。

第三节 淋巴细胞计数

成人淋巴细胞约占白细胞的 1/4,为人体主要免疫活性细胞。淋巴细胞来源于多能干细胞,在骨髓、脾、淋巴结和其他淋巴组织生成中发育成熟者称为 B 淋巴细胞,在血液中占淋巴细胞的 $20\% \sim 30\%$。B 淋巴细胞寿命较短,一般仅 $3 \sim 5$ 天,经抗原激素活后分化为浆细胞,产生特异性抗体,参与体液免疫。在胸腺、脾、淋巴结和其他组织,依赖胸腺素发育成熟者称为 T 淋巴细胞,在血液中占淋巴细胞的 $60\% \sim 70\%$。寿命较长,可达数月,甚至数年。T 淋巴细胞经抗原体致敏后,可产生多种免疫活性物质,参与细胞免疫。此外还有少数自然杀伤细胞、N 细胞(裸细胞)、D 细胞。但在普通光学显微镜下,淋巴细胞各亚群形态相同,不能区别。观察淋巴细胞的数量变化,有助于了解机体的免疫功能状态。直接计数比间接推算的结果更为可靠。

一、原理

用淋巴细胞稀释液将血液稀释一定倍数,同时破坏红细胞并将白细胞胞质染淡红色,使核与胞质清晰可辨。结合淋巴细胞形态特点,在中倍和低倍镜下容易识别。稀释后滴入计数盘中,计数一定范围内淋巴细胞数,即可直接求得每升血液中淋巴细胞数。

二、参考值

(1)成人:$(1.684\pm0.404)\times10^9/L$。

(2)学龄前儿童:$(3.527\pm0.727)\times10^9/L$。

第四节 嗜酸性粒细胞计数

嗜酸性粒细胞起源于骨髓内造血干细胞。经过单向嗜酸性祖细胞阶段,在有关生成素诱导下逐步分化,成熟为嗜酸性粒细胞。在正常人外周血中少见,仅为 $0.5\%\sim5\%$。

嗜酸性粒细胞有微弱的吞噬作用,但基本上无杀菌力,它的主要作用是抑制嗜碱性粒细胞和肥大细胞合成与释放其活性物质,吞噬其释放出的颗粒,并分泌组胺酶破坏组胺,从而起到限制变态反应的作用。此外,试验证明它还参加与对蠕虫的免疫反应。嗜酸性粒细胞的趋化因子至少有六大来源:①从肥大细胞或嗜碱性粒细胞而来的组胺;②由补体而来的 C3a、C5a、C567,其中以 C5a 最为重要;③从致敏淋巴细胞而来的嗜酸性细胞趋化因子;④从寄生虫而来的嗜酸性粒细胞趋化因子;⑤从某些细菌而来的嗜酸性粒细胞趋化因子(如乙型溶血性链球菌等);⑥从肿瘤细胞而来的嗜酸性粒细胞趋化因子。以上因素均可引起嗜酸性粒细胞计数增多。由于嗜酸性粒细胞在外周血中百分率很低,故经白细胞总数和嗜酸性粒细胞百分率换算而来的绝对值误差较大,因此,在临床上需在了解嗜酸性粒细胞计数的变化时,采用直接计数法。

一、原理

用嗜酸性粒细胞稀释液将血液稀释一定倍数,同时破坏红细胞和大部分其他白细胞,并将嗜酸性粒细胞着色,然后滴入细胞计数盘中,计数一定范围内嗜酸性粒细胞数,即可求得每升血液中嗜酸性粒细胞数。嗜酸性粒细胞稀释液种类较多,但作用大同小异,分为保护嗜酸性粒细胞而破坏其他细胞的物质和着染嗜酸性粒细胞的物质(如溴甲酚紫、伊红、石楠红等),可根据实验室的条件选择配制。

二、参考值

嗜酸性粒细胞参考值为 $(0.05 \sim 0.5) \times 10^9/L$。

三、临床意义

(一)生理变化

在劳动、寒冷、饥饿、精神刺激等情况下,交感神经兴奋,通过下丘脑刺激垂体前叶,产生促肾上腺皮质激素(ACTH),使肾上腺皮质产生肾上腺皮质激素。肾上腺皮质激素可阻止骨髓释放嗜酸性粒细胞,并促使血中嗜酸性粒细胞向组织浸润,从而导致外周血中嗜酸性粒细胞减少。因此,正常人嗜酸性粒细胞白天较低,夜间较高,而且上午波动较大,下午比较恒定。

(二)嗜酸性粒细胞增多

嗜酸性粒细胞增多可见于以下疾病。

1.过敏性疾病

如在支气管哮喘、血管神经性水肿、食物过敏、血清病时均可见血中嗜酸性粒细胞计数增多。肠寄生虫抗原与肠壁内结合免疫球蛋白 E(IgE)的肥大细胞接触时,使后者脱颗粒而稀放组胺,导致嗜酸性粒细胞计数增多。某些钩虫病患者,其血中嗜酸性粒细胞计数明显增多,白细胞总数高达数万,分类中 90% 以上为嗜酸性粒细胞,而呈嗜酸性粒细胞型类白血病反应,但其嗜酸性粒细胞均属成熟型,随驱虫及感染消除,血常规逐渐恢复正常。

2.某些传染病

一般急性传染病时,血中嗜酸性粒细胞计数均减少,唯猩红热时反而增高,现已知这可能因该病病原菌(乙型溶血性链球菌)所产生的酶能活化补体成分,继而引起嗜酸性粒细胞计数增多所致。

3.慢性髓细胞性白血病

此时嗜酸性粒细胞常可高达 10% 以上,并可见有幼稚型。罕见的嗜酸性粒细胞性白血病,其白血病性嗜酸粒细胞可达 90% 以上,以幼稚型居多,且其嗜性颗粒大小不均,着色不一,分布紊乱,并见空泡等形态学改变。某些恶性肿瘤,特别是淋巴系统恶性疾病,如霍奇金淋巴瘤及某些上皮性肿瘤,可见嗜酸性粒细胞计数增多,一般在 10% 左右。

(三)嗜酸性粒细胞减少

嗜酸性粒细胞减少见于伤寒、副伤寒、手术后严重组织损伤,以及应用肾上腺皮质激素或促肾上腺皮质激素后。

(四)嗜酸性粒细胞计数的其他应用

1.观察急性传染病的预后

肾上腺皮质有促进抗感染的能力,因此当急性感染(如伤寒)时,肾上腺皮质激素分泌增加,嗜酸性粒细胞随之减少,恢复期嗜酸性粒细胞又逐渐增多。若临床症状严重,而嗜酸性粒细胞不减少,说明肾上腺皮质功能衰竭;如嗜酸性粒细胞持续下降,甚至完全消失,说明病情严重,反之,嗜酸性粒细胞重新出现,甚至暂时增多,则为恢复的表现。

2.观察手术和烧伤患者的预后

手术后 4 小时嗜酸性细胞显著减少,甚至消失,24～48 小时逐渐增多,增多速度与病情变化基本一致。大面积烧伤患者,数小时后嗜酸性粒细胞完全消失,且持续时间较长;若大手术或大面积烧伤后,患者嗜酸性粒细胞计数不下降或下降很少,则表明预后不良。

3.测定肾上腺皮质功能

促肾上腺皮质激素可使肾上腺皮质产生肾上腺皮质激素,造成嗜酸性粒细胞减少。嗜酸性粒细胞直接计数后,随即肌内注射或静脉滴注促肾上腺皮质激素 25 mg,直接刺激肾上腺皮质,或注射 0.1% 肾上腺素 0.5 mL,刺激垂体前叶分泌促肾上腺皮质激素,间接刺激肾上腺皮质。肌内注射后 4 小时或静脉滴注开始后 8 小时,再用嗜酸性粒细胞计数。结果判断:①在正常情况下,注射促肾上腺皮质激素或肾上腺素后,嗜酸性粒细胞比注射前应减少 50% 以上;②肾上腺皮质功能正常,而垂体前叶功能不良者,直接刺激时下降 50% 以上,间接刺激时不下降或下降很少;③垂体功能亢进时,直接和间接刺激均可下降 80%～100%;④垂体前叶功能正常,而肾上腺皮质功能不良者,直接、间接刺激下降均不到 50%。

第五节 嗜碱性粒细胞计数

嗜碱性粒细胞胞质中含有大小不等的嗜碱性颗粒,这些颗粒中含有丰富的组胺、肝素,后者可以抗血凝和使血脂分散,而组胺则可改变毛细血管的通透性,它反应快而作用时间短,故又称快反应物质。颗粒中还含有缓慢作用物质,它可以改变血管和通透性,并使平滑肌收缩,特别是使支气管的平滑肌收缩而引起的哮喘。近年来已证实嗜碱性粒细胞参与特殊的免疫反应,即Ⅲ型变态反应。

一、方法学评价

嗜碱性粒细胞数量很少,通常仅占白细胞的 1/300～1/200。在一般白细胞分类计数中很难见到。自 1953 年 Moore 首次报道直接计数法以后,嗜碱性粒细胞在外周血变化的临床意义才逐渐被了解。目前常用方法有两种,即甲苯胺蓝和中性红法。

此两种方法操作步骤完全相同,即分别用甲苯胺蓝稀释液或中性红稀释液将血液稀释一定倍数,同时破坏红细胞并使嗜碱性细胞分别染成紫红色或红色。然后滴入细胞计数盘,计数一定范围内嗜碱性粒细胞数,即可直接求得每升血液中嗜碱性粒细胞数。

二、参考值

嗜碱性粒细胞参考值为$(0.02～0.05)×10^9$/L。

三、临床意义

(一)增多

增多常见于慢性髓细胞性白血病、真性红细胞增多症、黏液性水肿、溃疡性结肠炎、变态反应、甲状腺功能减退症等。

(二)减少

减少见于Ⅰ型变态反应(荨麻疹、过敏性休克等)、促肾上腺皮质激素及糖皮质激素过量、应激反应(心肌梗死、严重感染、出血等)、甲状腺功能亢进症、库欣综合征等。

在临床上,嗜碱性粒细胞计数常用于慢性髓细胞性白血病与类白血病反应的鉴别和观察变态反应。

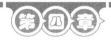

血小板检验

第一节　血小板功能检验

血小板在止血和凝血方面具有多种功能。当血小板与受损的血管壁、血管外组织接触或受刺激剂激活,血小板被活化,产生黏附、聚集和释放反应,并分泌多种因子,在止血和血栓形成中起着非常重要的作用。血小板功能检查的各项试验,对血小板疾病的诊断和治疗,以及血栓前状态与血栓性疾病的诊断、预防、治疗监测等有着重要的意义。

一、血小板黏附试验

(一)原理

血小板黏附试验是利用血小板在体外可黏附于玻璃的原理设计的。可用多种方法,包括玻璃珠柱法、玻璃球法等。方法为用一定量的抗凝血与一定表面积的玻璃接触一定时间,计数接触前、后的血中血小板数,计算出血小板黏附率。

$$血小板黏附率(\%)=\frac{黏附前血小板数-黏附后血小板数}{黏附前血小板数}\times100\%$$

(二)参考区间

玻璃珠柱法:53.9%~71.1%;玻璃球法(12 mL 玻瓶):男性为 28.9%~40.9%,女性为34.2%~44.6%。

（三）临床应用

1.方法学评价

本试验是检测血小板功能的基本试验之一,用于遗传性与获得性血小板功能缺陷疾病的诊断、血栓前状态和血栓性疾病检查,以及抗血小板药物治疗监测。但由于特异性差、操作较复杂,且易受许多人为因素的影响,如静脉穿刺情况、黏附血流经过玻璃的时间、黏附玻璃的面积、试验过程中所用的容器性能、血小板计数的准确性等,致使其在临床的实际应用受限。

2.临床意义

（1）减低:见于先天性和继发性血小板功能异常（以后者多见）,如血管性血友病、巨血小板综合征、低（无）纤维蛋白原血症、异常纤维蛋白原血症、急性白血病、骨髓增生异常综合征、骨髓增生性疾病、肝硬化、尿毒症、服用抗血小板药物等。

（2）增加:见于血栓前状态和血栓形成性疾病,如高血压病、糖尿病、妊娠期高血压疾病、肾小球肾炎、肾病综合征、心脏瓣膜置换术后、心绞痛、心肌梗死、脑梗死、深静脉血栓形成、口服避孕药等。

二、血小板聚集试验

（一）原理

血小板聚集试验通常用比浊法测定（即血小板聚集仪法,分为单通道、双通道、四通道）。用贫血小板血浆及富血小板血浆分别将仪器透光度调整为100%和0%。在富血小板血浆的比浊管中加入诱导剂激活血小板后,用血小板聚集仪测定富血小板血浆透光度的变化（即血小板聚集曲线）。通过分析血小板聚集曲线的最大聚集率、达到最大幅度的时间、达到1/2最大幅度的时间、2分钟的幅度、4分钟的幅度、延迟时间、斜率参数判断血小板的聚集功能。

（二）参考区间

血小板聚集曲线见图4-1,血小板聚集曲线常有双峰:第一个峰反映了血小板聚集功能,第二个峰反映了血小板的释放和聚集功能。不同浓度的诱导剂诱导的血小板聚集曲线各不相同。每个实验室的参考区间相差较大,各实验室应根据自己的试验具体情况及试验结果调节诱导剂的浓度,建立自己的参考区间。中国医学科学院血液研究所常用的体外诱导剂测得的血小板最大聚集率为11.2 μmol/L二磷酸腺苷溶液53%~87%;5.4 μmoL/L肾上腺素45%~85%;

20 mg/L 花生四烯酸 56％～82％;1.5 g/L 瑞斯托霉素 58％～76％;20 mg/L 胶原 47％～73％。

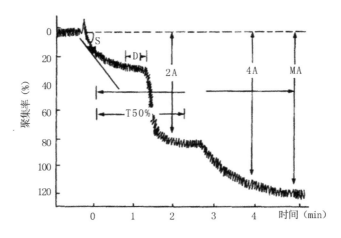

图 4-1　血小板聚集曲线的参数分析

2A:2 分钟的幅度;4A:4 分钟的幅度;MA:达到最大幅度的时间;
T50%:达到 1/2 最大的时间;D:延迟时间;S:斜率

（三）临床应用

1.方法学评价

本试验也是检测血小板功能的基本试验之一,用于血小板功能缺陷疾病的诊断、血栓前状态和血栓性疾病检查,以及抗血小板药物治疗监测。

本试验在临床上开展比较广泛,简便、快速,成本低廉。但由于操作过程需对标本进行离心,可能导致血小板体外低水平活化,且易受试验过程中所用的容器性能、富血小板血浆中血小板数量、测定温度（25 ℃）、诱导剂的质量及某些药物等影响。在一般疾病的诊断中,以至少使用两种诱导剂为宜。

2.临床意义

（1）减低:血小板无力症、血小板贮存池病（无第二个峰）、血管性血友病（瑞斯托霉素作为诱导剂时,常减低）、巨血小板综合征、低或无纤维蛋白原血症、急性白血病、骨髓增生异常综合征、骨髓增生性疾病、肝硬化、尿毒症、服用抗血小板药物、特发性血小板减少性紫癜、细菌性心内膜炎、维生素 B_{12} 缺乏症等。

（2）增加:见于血栓前状态和血栓形成性疾病,如糖尿病、肾小球肾炎、肾病综合征、心脏瓣膜置换术后、心绞痛、心肌梗死、脑梗死、深静脉血栓形成、抗原-抗体复合物反应、高脂饮食、口服避孕药、吸烟等。

三、血块收缩试验

(一)原理

血块收缩试验分为定性法、定量法和血浆法。其原理为全血或血浆凝固后，由于血小板收缩使血清从纤维蛋白网眼中挤出而使血块缩小，观察血清占原有全血量(如定量法、试管法)或血浆量(如血浆法)的百分比(即血块收缩率)，可反映血块收缩程度。

(二)参考区间

定性法：1小时开始收缩，24小时完全收缩；定量法：48%～64%；血浆法：>40%。

(三)临床应用

1.方法学评价

血块收缩试验除与血小板收缩功能有关外，还与血小板数量、纤维蛋白原、纤维蛋白稳定因子量等有关，而且试管清洁度、试验温度对它影响较大，故有时试验结果与血小板功能障碍程度不一定平行，临床上已较少使用。

2.临床意义

(1)下降见于血小板减少症、血小板增多症、血小板无力症、低或无纤维蛋白原血症、严重凝血功能障碍、异常球蛋白血症、红细胞增多症(定量法及试管法)等。

(2)增加：纤维蛋白稳定因子(因子ⅩⅢ)缺乏症、严重贫血(定量法及试管法)。

四、血小板活化指标检测

健康人循环血液中的血小板基本处于静止状态，当血小板受刺激剂激活或与受损的血管壁、血管外组织接触后，血小板被活化。活化血小板膜糖蛋白(glyco protein,GP)重新分布，分子结构发生变化，导致血小板发生黏附、聚集，同时发生释放反应。血小板内的储存颗粒与质膜融合，将其内容物释放入血浆。

(一)血浆 β-血小板球蛋白和血小板第4因子检测

1.原理

血小板活化后，α-颗粒内的 β-血小板球蛋白和血小板第4因子可释放到血浆中，使血浆中 β-血小板球蛋白和血小板第4因子的浓度增高。用双抗体夹心法可进行检测。将 β-血小板球蛋白或抗血小板第4因子抗体包被在酶标板上，加入待测标本(或不同浓度的标准液)，再加入酶联二抗，最后加底物显色，显色

深浅与 β-血小板球蛋白、血小板第 4 因子浓度成正比。根据标准曲线可得出待测标本的 β-血小板球蛋白/血小板第 4 因子浓度。

2.参考区间

不同试剂盒略有不同,β-血小板球蛋白:6.6～26.2 μg/L,血小板第 4 因子:0.9～5.5 μg/L。

3.临床应用

(1)方法学评价:β-血小板球蛋白、血小板第 4 因子的半衰期较短,且易受机体代谢功能和血小板破坏的影响,采血及后续试验步骤必须尽可能保证血小板不被体外激活或破坏。在难以确定 β-血小板球蛋白、血小板第 4 因子浓度增加是来自体内还是体外激活时,可计算 β-血小板球蛋白/血小板第 4 因子比率。一般情况下,来自体内激活者 β-血小板球蛋白/血小板第 4 因子之比约为 5∶1,来自体外激活者 β-血小板球蛋白/血小板第 4 因子之比约为 2∶1。

(2)临床意义:①减低见于先天性或获得性贮存池病。②增高:表明血小板活化,释放反应亢进,见于血栓前状态及血栓性疾病,如糖尿病伴血管病变、妊娠期高血压疾病、系统性红斑狼疮、血液透析、肾病综合征、尿毒症、大手术后、心绞痛、心肌梗死、脑梗死、弥散性血管内凝血、深静脉血栓形成等。③β-血小板球蛋白主要由肾脏排泄,肾功能障碍时可导致血中 β-血小板球蛋白明显增加;血小板第 4 因子主要由血管内皮细胞清除,内皮细胞的这种功能受肝素的影响,因此肝素治疗时血中血小板第 4 因子增加。

(二)血浆 P-选择素检测

1.原理

P-选择素是位于血小板 α-颗粒和内皮细胞怀布尔-帕拉德小体的一种糖蛋白,当血小板被活化后,P-选择素在血小板膜表面表达并释放到血中,故测定血浆或血小板表面的 P-选择素可判断血小板被活化的情况。血浆 P-选择素测定常用酶联免疫吸附测定(ELISA),原理同血浆中 β-血小板球蛋白或血小板第 4 因子测定。

2.参考区间

9.2～20.8 μg/L。

3.临床应用

(1)方法学评价:由于 P-选择素也存在于内皮细胞的怀布尔-帕拉德小体中,血浆中可溶性 P-选择素,除来源于活化血小板外,也可来源于内皮细胞,分析时应加以注意。测定血小板膜表面 P-选择素的含量,能更真实地反映血小板在体内活化的情况。

（2）临床意义：增加见于血栓前状态及血栓形成性疾病，如心肌梗死、脑血管病变、糖尿病伴血管病变、深静脉血栓形成、自身免疫性疾病等。

（三）血浆血栓烷 B_2 和 11-脱氢-血栓烷 B_2 检测

血小板被激活后，血小板膜磷脂花生四烯酸代谢增强。血栓烷 A_2 是代谢产物之一，是血小板活化的标志物。但由于血栓烷 B_2 半衰期短，不易测定，通常通过测定其稳定代谢物血浆血栓烷 B_2 的血浆浓度来反映体内血小板的活化程度。11-脱氢-血栓烷 B_2 是血栓烷 B_2 在肝脏氧化酶作用下形成的产物。

1.原理

双抗夹心法。

2.参考区间

血栓烷 B_2：$28.2\sim124.4$ ng/L；11-脱氢-血栓烷 B_2：$2.0\sim7.0$ ng/L。

3.临床应用

（1）方法学评价：血浆血栓烷 B_2 测定是反映血小板体内被激活的常用指标，但采血及试验操作过程中造成的血小板体外活化等因素会影响血栓烷 B_2 的含量。而 11-脱氢-血栓烷 B_2 不受体外血小板活化的影响，是反映体内血小板活化的理想指标。

（2）临床意义：①减低见于服用阿司匹林类等非甾体抗炎药或先天性环氧化酶缺乏等。②增加见于血栓前状态及血栓形成性疾病，如糖尿病、肾病综合征、妊娠期高血压疾病、动脉粥样硬化、高脂血症、心肌梗死、心绞痛、深静脉血栓形成、大手术后、肿瘤等。

（四）血小板第 3 因子有效性检测

血小板第 3 因子有效性检测也称血小板促凝活性测定。血小板第 3 因子是血小板活化过程中形成的一种膜表面磷脂成分，是血小板参与凝血过程的重要因子，可加速凝血活酶的生成，促进凝血过程。

1.原理

利用白陶土作为血小板的活化剂促进血小板第 3 因子形成，用氯化钙作为凝血反应的启动剂。将正常人和受检者的富血小板血浆和贫血小板血浆交叉组合（表 4-1），测定各自的凝固时间，比较各组的时间，了解受检者血小板第 3 因子是否有缺陷。

2.参考区间

第 3 组、第 4 组分别为患者和正常人（作为对照组），患者血小板第 3 因子有缺陷或内源凝血因子有缺陷时,第3组凝固时间比第4组长。当第1组较第2组凝固时间延长5秒以上时,即为血小板第3因子有效性减低。

表 4-1　血小板第 3 因子有效性测定分组

组别	患者血浆(mL)		正常血浆(mL)	
	富血小板血浆	贫血小板血浆	富血小板血浆	贫血小板血浆
1	0.1			0.1
2		0.1	0.1	
3	0.1	0.1		
4			0.1	0.1

3.临床应用

(1)减低:见于先天性血小板血小板第3因子缺乏症、血小板无力症、肝硬化、尿毒症、弥散性血管内凝血、异常蛋白血症、系统性红斑狼疮、特发性血小板减少性紫癜、骨髓增生异常综合征、急性白血病及某些药物影响等。

(2)增加:见于高脂血症、食用饱和脂肪酸、短暂性脑缺血发作、心肌梗死、动脉粥样硬化、糖尿病伴血管病变等。

五、血小板膜糖蛋白检测

血小板膜糖蛋白(glyco protein,GP)是血小板功能的分子基础,主要包括 GP IIb/IIIa 复合物(CD41/CD61)、GP Ib/IX/V 复合物(CD42b/CD42a/CD42 天)、GP Ia/IIa 复合物(CD49b/CD29)、GP Ic/IIa 复合物(CD49c/CD49f/CD29)、GP IV(CD36)和 GP VI。GP 分子数量或结构异常均可导致患者发生出血或血栓形成。活化血小板与静止血小板相比,膜糖蛋白的种类、结构、含量等亦呈现显著变化。

(一)原理

以往大多采用单克隆抗体与 GP 结合后,用放射免疫法测定 GP 含量。现在由于流式细胞技术的发展及荧光标记的各种血小板特异性单克隆抗体的成功制备,临床工作中已广泛使用流式细胞术分析 GP。原理是选用不同荧光素标记的 GP 单克隆抗体与受检者血小板膜上的特异性糖蛋白结合,在流式细胞仪上检测荧光信号,根据荧光的强弱分析,计算出阳性血小板的百分率或者定量检测血小板膜上糖蛋白含量。

(二)参考区间

GP I b(CD42b)、GP II b(CD41)、GP III a(CD61)、GP V(CD42)、GP IX

（CD42a）阳性血小板百分率＞98％。

定量流式细胞分析：①GPⅢa（CD61）：（53±12）×10^3 分子数/血小板。②GPⅠb（CD42b）：（38±11）×10^3 分子数/血小板。③GPⅠa（CD49b）：（5±2.8）×10^3 分子数/血小板。

（三）临床应用

1.方法学评价

用流式细胞术分析血小板的临床应用还包括循环血小板活化分析、血小板膜 CD62P（血小板膜 P-选择素）、CD63（溶酶体完整膜糖蛋白）、活化血小板GPⅡb/Ⅲa复合物的表达、血小板自身抗体测定、免疫血小板计数等。

由于血小板极易受到环境因素的影响发生活化，流式细胞术分析血小板功能时需特别注意样本的采集、抗凝剂的选择、血液与抗凝剂的混匀方式、样本的运送与贮存、固定剂的种类和时间等，尤其还要合理设定各种对照，以避免各种因素可能造成的假阳性或假阴性反应。

2.临床意义

GPⅠb（CD42b）缺乏见于巨血小板综合征，GPⅡb/Ⅲa（CD41/CD61）缺乏见于血小板无力症。

六、血小板自身抗体和相关补体检测

在某些免疫性疾病或因服用某些药物、输血等情况下，机体可产生抗血小板自身抗体或补体，导致血小板破坏过多或生成障碍，使循环血小板减少，从而引发出血性疾病。血小板自身抗体可分为血小板相关免疫球蛋白（platelet-associated immunoglobulin，PAIg），包括 PAIgG、PAIgA、PAIgM 和特异性膜糖蛋白自身抗体、药物相关自身抗体、抗同种血小板抗体等。测定血小板自身抗体或补体的表达有助于判断血小板减少的原因。

（一）原理

血小板免疫相关球蛋白常用的检测方法为 ELISA 及流式细胞术。抗血小板膜糖蛋白抗体一般用 ELISA 检测，流式细胞术分析方法尚不成熟。

（二）参考区间

ELISA 法：PAIgG（0～78.8）ng/10^7 血小板；PAIgA（0～2）ng/10^7 血小板；PAIgM（0～7）ng/10^7 血小板。流式细胞术：PAIg＜10％。

（三）临床应用

（1）90％以上的特发性血小板减少性紫癜患者 PAIgG 增加，同时测定

PAIgA、PAIgM 阳性率达 100％。治疗后有效者上述指标下降,复发则增加。特发性血小板减少性紫癜患者在皮质激素治疗后,PAIgG 不下降可作为切脾的指征。其他疾病如同种免疫性血小板减少性紫癜(如多次输血)、Evans 综合征、药物免疫性血小板减少性紫癜、慢性活动性肝炎、胶原性疾病、系统性红斑狼疮、恶性淋巴瘤、慢性淋巴细胞白血病、多发性骨髓瘤等 PAlg 也可增加。

(2)特异性抗 GP 的自身抗体阳性对诊断特发性血小板减少性紫癜有较高的特异性,其中以抗 GPⅡb/Ⅲa、GPⅠb/Ⅸ复合物的抗体为主。

七、血小板生存时间检测

本试验可反映血小板生成与破坏之间的平衡,是测定血小板在体内破坏或消耗速度的一项重要试验。

(一)原理

阿司匹林可使血小板膜花生四烯酸代谢中的关键酶(环氧化酶)失活,致血小板花生四烯酸代谢受阻,代谢产物丙二醛和血栓烷 B_2 生成减少。而新生血小板未受抑制,丙二醛和血栓烷 B_2 含量正常。故根据患者口服阿司匹林后血小板丙二醛和血栓烷 B_2 生成量的恢复曲线可推算出血小板的生存时间。丙二醛含量可用荧光分光光度计法测定,血栓烷 B_2 可以用 ELISA 法测定。

(二)参考区间

丙二醛法:6.6～15 天;血栓烷 B_2 法:7.6～11 天。

(三)临床应用

血小板生存期缩短,见于以下几方面。①血小板破坏增多性疾病:如原发性血小板减少性紫癜、同种和药物免疫性血小板减少性紫癜、脾功能亢进、系统性红斑狼疮。②血小板消耗过多性疾病:如弥散性血管内凝血、血栓性血小板减少性紫癜、溶血性尿毒综合征。③各种血栓性疾病:如心肌梗死、糖尿病伴血管病变、深静脉血栓形成、肺梗死、恶性肿瘤等。

八、血小板钙流检测

血小板活化时,储存于血小板致密管道系统和致密颗粒内的钙离子释放出来,胞质内钙离子浓度升高形成钙离子流。钙离子流信号随即促进血小板的花生四烯酸代谢、信号传导、血小板的收缩及活化等生理反应。

(一)原理

利用荧光探针标记血小板内钙离子,在诱导剂作用下,血小板的钙离子通道打开,用共聚焦显微镜或流式细胞术观察血小板荧光强度变化,以分析血小板胞内钙流的变化。

(二)参考区间

正常血小板内钙离子浓度为 $20 \sim 90$ nmol/L,细胞外钙离子浓度为$1.1 \sim 1.3$ nmol/L。

(三)临床应用

测定血小板细胞内钙离子的方法可用于临床诊断与钙离子代谢有关的血小板疾病,也可用于判断钙通道阻滞剂的药理作用。

第二节　凝血系统检验

凝血系统由内源性凝血途径、外源性凝血途径和共同凝血途径 3 个部分组成,各部分常用的凝血系统检测方法介绍如下。

一、内源凝血系统的检验

(一)全血凝固时间测定

1.原理

静脉血与异物表面(如玻璃、塑料等)接触后,因子Ⅻ被激活,启动了内源凝血系统,最后生成纤维蛋白而使血液凝固,其所需时间即凝血时间,是内源凝血系统的 1 项筛选试验。目前采用静脉采血法,有 3 种检测方法。

(1)活化部分凝血活酶时间法:在待检全血中加入白陶土-脑磷脂悬液,以充分激活因子Ⅻ和因子Ⅺ,并为凝血反应提供丰富的催化表面,启动内源凝血途径,引发血液凝固。

(2)硅管凝血时间测定法:涂有硅油的试管加血后,硅油使血液与玻璃隔离,凝血时间比普通试管法长。

(3)普通试管法:全血注入普通玻璃试管而被激活,从而启动内源性凝血。

2.参考区间

每个实验室都应建立其所用测定方法的相应参考区间。活化部分凝血活酶时间法,1.2 ~ 2.1 分钟;硅管凝血时间测定法,15 ~ 32 分钟;普通试管法,5~10分钟。

3.临床应用

(1)方法学评价:静脉采血法由于血液中较少混入组织液,因此对内源凝血因子缺乏的灵敏度比毛细血管采血法要高。①普通试管法:仅能检出凝血因子Ⅷ(FⅧ)促凝活性水平低于2%的重型血友病患者,本法不敏感,目前趋于淘汰。②硅管法:较敏感,可检出FⅧ促凝活性水平低于45%的血友病患者。③活化部分凝血活酶时间法:是检出内源凝血因子缺陷敏感的筛检试验之一,能检出FⅧ促凝活性水平低至45%的血友病患者;活化部分凝血活酶时间法也是体外监测肝素治疗用量较好的实验指标之一。

上述测定凝血时间的各种方法,在检测内源性凝血因子缺陷方面,活化部分凝血活酶时间法的灵敏度和准确性最好。

(2)质量控制:活化部分凝血活酶时间法不是一个标准化的试验,此试验的灵敏度与准确度受多种因素的影响,如激活剂种类、仪器判定血液凝固的原理(如电流法、光学法和黏度法等)等。不同的激活剂,如硅藻土和白陶土,凝固时间不同,较常用硅藻土作激活剂,因白陶土有抵抗抑肽酶(一种抗纤溶药物,可减低外科手术后出血)的作用,不适宜用于与此药有关的患者。各种方法之间必须与现行的标准方法进行相关性和偏倚分析,以便调节活化部分凝血活酶时间,监测肝素浓度所允许的测定时间。

理论上,凝血时间测定能检出活化部分凝血活酶时间所能检出的凝血因子及血小板磷脂的缺陷,而事实上,只要有微量的Ⅱa形成,就足以发生血液凝固;即使患者患有极严重的血小板减低症,少量血小板第3因子就足以促进Ⅱa形成,故血小板减少症患者凝血时间可正常,只在极严重的凝血因子缺乏时凝血时间才延长。凝血时间测定的改良方法,如塑料试管法、硅化试管法、活化凝固时间法等,虽然灵敏度有所提高,但不能改变上述的局限性。因此,作为内源凝血筛检试验,凝血时间测定已被更好的检测内源性凝血异常的指标活化部分凝血活酶时间所替代。

(3)临床意义:凝血时间测定主要反映内源凝血系统有无缺陷。①凝血时间延长:除FⅦ和凝血因子ⅩⅢ(FⅩⅢ)外,所有其他凝血因子缺乏,凝血时间均可延长。主要见于FⅧ、凝血因子Ⅸ(FⅨ)显著减低的血友病和凝血因子Ⅺ(FⅪ)缺乏症;血管性血友病;严重的凝血因子Ⅴ(FⅤ)、凝血因子Ⅹ(FⅩ)、纤维蛋白原和凝血因子Ⅱ(FⅡ)缺乏,如肝病、阻塞性黄疸、新生儿出血症、吸收不良综合征、口服抗凝剂、应用肝素,以及低(无)纤维蛋白原血症和纤溶亢进使纤维蛋白原降解增加;弥散性血管内凝血,尤其在失代偿期或显性弥散性血管内凝血时凝血时间延长;病理性循环抗凝物增加,如抗 F Ⅷ 抗体或抗 F Ⅸ 抗体、系统性红斑狼疮等。②监测肝素抗凝治疗的用量:行体外循环时,由于活化部分凝血活酶时间试验不能反映体内肝素的安全水平,因而用活化部分凝血活酶时间监测临床肝素的应用。③凝血时间缩短见于血栓前状态,如弥散性血管内凝血高凝期等,但敏感性差;血栓性疾病,如心肌梗死、不稳定型心绞痛、脑血管病变、糖尿病伴血管病变、肺梗死、深静脉血栓形成、妊娠期高血压疾病、肾病综合征等。

(二)活化部分凝血活酶时间测定

1.原理

37 ℃条件下,以白陶土(激活剂)F Ⅻ 和 F Ⅺ,以脑磷脂(部分凝血活酶)代替血小板提供凝血的催化表面,在钙离子参与下,观察贫血小板血浆凝固所需时间,即为活化部分凝血活酶时间,是内源凝血系统较敏感和常用的筛选试验。有手工法和仪器法。

仪器法即指血液凝固分析仪,主要有 3 种判断血浆凝固终点的方法。

(1)光学法:当纤维蛋白原逐渐变成纤维蛋白时,经光照射后产生的散射光(散射比浊法)或透射光(透射比浊法)发生变化,根据一定方法判断凝固终点。

(2)电流法(钩方法):根据纤维蛋白具有导电性,利用纤维蛋白形成时的瞬间电路连通来判断凝固终点。

(3)黏度法:血浆凝固时血浆黏度增高,使正在磁场中运动的小铁珠运动强度减弱,以此判断凝固终点。

还有一种适用于床边检验的血液凝固仪是采用干化学测定法,其原理是将惰性顺磁铁氧化颗粒均匀分布于产生凝固或纤溶反应的干试剂中,血液与试剂发生相应的凝固或纤溶反应时,惰性顺磁铁氧化颗粒随之摆动,通过检测其引起的光量变化即可获得试验结果。

2.参考区间

20~35 秒(通常<35 秒),每个实验室应建立所用测定方法相应的参考区间。

3.临床应用

(1)方法学评价:手工法虽重复性差一点,且耗时,但操作简便,有相当程度的准确性,现仍作为参考方法。仪器法快速、敏感和简便,所用配套的试剂、质控物、标准品均保证了试验的高精度;但在诊断的准确性方面,仪器法并不比手工法更高;且仪器本身也会产生一定误差。

活化部分凝血活酶时间是一个临床常用、较为敏感的检测内源凝血因子缺乏的简便试验,已替代普通试管法测定凝血时间。但活化部分凝血活酶时间对诊断血栓性疾病和血栓前状态缺乏敏感性,也无特异性,临床价值有限。

新生儿由于凝血系统尚未发育完善,多种凝血因子尤其是维生素 K 依赖凝血因子(FⅡ、FⅦ、FⅨ、FⅩ)和接触系统凝血因子(FⅪ、FⅫ、PK、HMWK)血浆水平不到成人的 50%,其活化部分凝血活酶时间检测将延长,一般出生后半年凝血因子可达正常成人水平。

(2)质量控制:标本采集、抗凝剂用量、仪器和试剂、实验温度等均对活化部分凝血活酶时间试验的准确性产生重要的影响,故对试验的要求基本与凝血酶原时间相同。由于缺乏标准的试剂和技术,活化部分凝血活酶时间测定的参考区间也随所用的检测方法、仪器和试剂而变化,因此,按仪器和试剂要求进行认真检测比选择测定的方法更为重要。①激活剂和部分凝血活酶试剂:来源及制备不同,均可影响测定结果。常用的激活剂有白陶土,还可以用硅藻土、鞣花酸。应根据不同的检验目的选用合理的激活剂:对凝血因子相对敏感的是白陶土;对肝素相对敏感的是硅藻土;对狼疮抗凝物相对敏感的是鞣花酸。部分凝血活酶(磷脂)主要来源于兔脑组织(脑磷脂),不同制剂质量不同,一般选用 FⅧ、FⅨ 和 FⅪ 的血浆浓度为 200~250 U/L 时敏感的试剂。②标本采集和处理:基本要求同凝血酶原时间试验。注意冷冻血浆可减低活化部分凝血活酶时间对狼疮抗凝物,以及对 FⅫ、FⅪ、HMWK、PK 缺乏的灵敏度;室温下,FⅧ易失活,须快速检测;高脂血症可使活化部分凝血活酶时间延长。

(3)临床意义:活化部分凝血活酶时间反映内源凝血系统凝血因子(Ⅻ、Ⅺ、Ⅸ、Ⅷ)、共同途径中凝血因子(Ⅰ、Ⅱ、Ⅴ、Ⅹ)的水平。虽然活化部分凝血活酶时间测定的临床意义基本与凝血时间相同,但灵敏度较高,可检出低于正常水平15%~30%的凝血因子异常。活化部分凝血活酶时间对 FⅧ 和 FⅨ 缺乏的灵敏度比对 FⅪ、FⅫ 和共同途径中凝血因子缺乏的灵敏度高。必须指出,单一因子(如 FⅧ)活性增高就可使活化部分凝血活酶时间缩短,其结果则可能掩盖其他凝血因子的缺乏。

活化部分凝血活酶时间超过正常对照 10 秒以上即为延长。主要见于:①轻型血友病,可检出 FⅧ 活性低于 15% 的患者,对 FⅧ 活性超过 30% 和血友病携带者,灵敏度欠佳。在中、轻度 FⅧ、FⅨ、FⅪ 缺乏时,活化部分凝血活酶时间可正常。②血管性血友病,Ⅰ型和Ⅲ型患者活化部分凝血活酶时间可显著延长,但不少Ⅱ型患者活化部分凝血活酶时间并不延长。③血中抗凝物,如凝血因子抑制物、狼疮抗凝物、华法林或肝素水平增高,FⅡ、FⅨ、FⅤ、FⅩ缺乏时灵敏度略差。④纤溶亢进,大量纤维蛋白降解产物抑制纤维蛋白聚合,使活化部分凝血活酶时间延长;弥散性血管内凝血晚期时,伴随凝血因子大量被消耗,活化部分凝血酶时间延长更为显著。⑤其他,如肝病、弥散性血管内凝血、大量输入库血等。

活化部分凝血活酶时间缩短见于血栓前状态及血栓性疾病、弥散性血管内凝血早期(动态观察活化部分凝血活酶时间变化有助于弥散性血管内凝血的诊断)。活化部分凝血活酶时间对血浆肝素的浓度较敏感,是目前广泛应用的肝素治疗监测指标。此时,要注意活化部分凝血活酶时间测定结果必须与肝素治疗范围的血浆浓度成线性关系,否则不宜使用。一般在肝素治疗期间,活化部分凝血活酶时间维持在正常对照的 1.5～3.0 倍为宜。

(三)凝血因子Ⅷ、Ⅸ、Ⅺ和Ⅻ促凝活性测定

1.原理

一期法:受检血浆中分别加入缺乏 FⅧ、FⅨ、FⅪ和 FⅫ的基质血浆、白陶土脑磷脂悬液和钙溶液,分别记录开始出现纤维蛋白丝所需的时间。从各自的标准曲线中,分别计算出受检血浆中 FⅧ:C、FⅨ:C、FⅪ:C 和 FⅫ:C 相当于正常人的百分率(％)。

2.参考区间

FⅧ:C,103％±25.7％;FⅨ:C,98.1％±30.4％;FⅪ:C,100％±18.4％;FⅫ:C,92.4％±20.7％。

3.临床应用

(1)方法学评价:本试验是在内源凝血筛选试验的基础上,省略以往逐级筛选和纠正试验,直接检测各相应凝血因子促凝活性的较为理想和直观的实验方法,同时也是血友病评价和分型的重要指标之一。

(2)质量控制:急性时相反应及严重肝实质损伤时,FⅧ:C 可明显增加,但在血管性血友病因子缺陷时,FⅧ:C 降低,因此需与血管性血友病因子含量同时测定。加入的基质血浆中缺乏因子应<1％,而其他因子水平必须正常,放置于－80～－40 ℃冰箱中保存,每次测定都应做标准曲线,正常标准血浆要求20 人以上混合血浆,分装冻干保存于－40～－20 ℃,可用 2～3 个月。

(3)临床意义:①增高主要见于血栓前状态和血栓性疾病,如静脉血栓形成、肺栓塞、妊娠期高血压疾病、晚期妊娠、口服避孕药、肾病综合征、恶性肿瘤等。②FⅧ:C减低见于血友病 A(其中重型≤1％;中型 2％～5％;轻型 6％～25％;亚临床型 26%～45%)、血管性血友病(尤其是Ⅰ型和Ⅲ型)、弥散性血管内凝血、血中存在因子Ⅷ抗体(此情况少见);FIX：C减低见于血友病 B(临床分型同血友病 A)、肝脏疾病、弥散性血管内凝血、维生素 K 缺乏症和口服抗凝剂等;FXⅠ：C减低见于FXⅠ因子缺乏症、弥散性血管内凝血、肝脏疾病等;FXⅡ：C减低见于先天性 FXⅡ缺乏症、弥散性血管内凝血和肝脏疾病等。

二、外源凝血系统的检验

(一)血浆凝血酶原时间测定(一期法)

1.原理

在受检血浆中加入过量的组织凝血活酶(人脑、兔脑、胎盘及肺组织等制品的浸出液)和钙离子,使凝血酶原变为凝血酶,后者使纤维蛋白原转变为纤维蛋白。观察血浆凝固所需时间即凝血酶原时间。该试验是反映外源凝血系统最常用的筛选试验。有手工和仪器检测两类方法。仪器法判断血浆凝固终点的方法和原理与活化部分凝血活酶时间检测时基本相同。

2.参考区间

每个实验室应建立所用测定方法相应的参考区间。①成人:10～15 秒;新生儿延长2～3 秒;早产儿延长 3～5 秒(3～4 天达到成人水平)。②凝血酶原时间比值:0.85～1.15。③国际标准化比值:口服抗凝剂治疗不同疾病时,需不同的国际标准化比值。

3.临床应用

(1)方法学评价。①手工法:常用普通试管法,曾用毛细血管微量法,后者虽采血量少,但操作较烦琐,已淘汰;也可用表面玻皿法,尽管准确性较试管法高,但操作不如后者方便。手工法虽重复性差一些,耗时,但仍有相当程度的准确性,且操作简便,故仍在临床应用,并可作为仪器法校正的参考方法。②仪器法:血凝仪可连续记录凝血过程引起的光、电或机械运动的变化,其中,黏度法可不受影响因素(黄疸、乳糜、高脂血症、溶血等)的干扰。

半自动仪器法(加样、加试剂仍为手工操作)提高了凝血酶原时间测定的精确度和速度,但存在标本交叉污染的缺点。全自动仪器法(加样、加试剂全部自动化)使检测更加精确、快速、敏感和简便;同时,仪器法所用的试剂、质控物、标准品均有可靠的配套来源,保证了试验的高精度。但在临床诊断的准确性方面,仪器法并不比手工法更高。凝血仪干化学法测定,操作简单,特别有助于床边弥散性血管内凝血的诊断,但价格较高,尚未能普及。

（2）质量控制：血液标本采集、抗凝剂用量、仪器和试剂、实验温度及凝血酶原时间检测的报告方式均对试验的准确性和实用性产生重要影响。

标本采集和处理：患者应停用影响止血和凝血试验的药物至少1周。抗凝剂为枸橼酸钠，其与血液的容积比为1∶9。若血标本的血细胞比容异常增高或异常减低，推荐矫正公式：抗凝剂用量＝0.001 85×血量（mL）×（100－患者血细胞比容）。在采血技术和标本处理时，应注意止血带使用时间要短，采血必须顺利快捷，避免凝血、溶血和气泡（气泡可使纤维蛋白原、FⅤ、FⅧ变性和引起溶血，溶血又可引起FⅫ激活，使凝血酶原时间缩短）；凝血检测用的血标本最好单独采集，并立即分离血浆，按规定的离心力除去血小板；创伤性或留置导管的血标本，以及溶血、凝血不适宜做凝血试验；对于黄疸、溶血、脂血标本如用光学法测定，结果应扣除本底干扰，标本送检时应注意储存温度和测定时间。低温虽可减缓凝血因子的失活速度，但可活化FⅦ、FⅪ。如储存血标本，也要注意有效时间，储存时间过长，凝血因子（尤其FⅧ）的活性明显减低，因此，从标本采集到完成测定的时间通常不宜超过2小时。

组织凝血活酶试剂质量：该试验灵敏度的高低依赖于组织凝血活酶试剂的质量。试剂可来自组织抽提物，应含丰富的凝血活酶（组织因子和磷脂）；现也用纯化的重组组织因子加磷脂作试剂，重组组织因子比动物性来源的凝血活酶对FⅡ、FⅦ、FⅩ灵敏度更高。组织凝血活酶的来源及制备方法不同，使各实验室之间及每批试剂之间凝血酶原时间结果差异较大，可比性差，特别影响对口服抗凝剂患者治疗效果的判断，因此，应使用标有国际敏感指数的试剂。

国际敏感指数和国际标准化比值：为了校正不同组织凝血活酶之间的差异，早在1967年，世界卫生组织就将人脑凝血活酶标准品（批号67/40）作为以后制备不同来源组织凝血活酶的参考物，并要求计算和提供每批组织凝血活酶的国际敏感指数。国际敏感指数值越低，试剂对有关凝血因子降低的敏感度越高。对口服抗凝剂的患者，必须使用国际标准化比值作为凝血酶原时间结果报告形式，并用以作为抗凝治疗监护的指标。国际标准化比值＝患者凝血酶原时间/正常人平均凝血酶原时间。

正常对照：必须至少来自20名男女各半的混合血浆所测结果。目前，许多试剂制造商能提供100名男女各半的混合血浆作为对照用的标准血浆。

报告方式：一般情况下，可同时报告受检凝血酶原时间（s）和正常对照凝血酶原时间（s）及凝血酶原时间比值，凝血酶原时间比值＝被检血浆凝血酶原时间/正常血浆凝血酶原时间。当用于监测口服抗凝剂用量时，则必须同时报告国际标准化比值。

（3）临床意义：凝血酶原时间是检测外源性凝血因子有无缺陷较为敏感的筛检试验，也是监测口服抗凝剂用量的有效监测指标之一。

凝血酶原时间延长指凝血酶原时间超过正常对照3秒以上或凝血酶原时间比值超过参考区间。主要见于：①先天性FⅡ、FV、FⅦ、FX减低（较为少见，一般在低于参考人群水平的10%以下时才会出现凝血酶原时间延长，凝血酶原时间比值增大）、纤维蛋白原缺乏（<500 mg/L）或无纤维蛋白原血症、异常纤维蛋白原血症。②获得性凝血因子缺乏，如弥散性血管内凝血、原发性纤溶亢进、阻塞性黄疸和维生素K缺乏、循环抗凝物质增多等。香豆素治疗（注意药物，如氨基水杨酸、头孢菌素等可增强口服抗凝剂的药效，而巴比妥盐等可减弱口服抗凝剂的药效）时，当FⅡ、FV、FⅦ、FX浓度低于正常人水平40%时，凝血酶原时间即延长。

凝血酶原时间对FⅦ、FX缺乏的敏感性较对FI、FⅡ缺乏的要高，但对肝素的敏感性不如活化部分凝血活酶时间。此外，发现少数FIX严重缺乏的患者，由于FⅦa活化FIX的途径障碍，也可导致凝血酶原时间延长，但其延长程度不如FⅦ、FX、凝血酶原和纤维蛋白原缺乏时显著。

凝血酶原时间缩短见于：①先天性FV增多。②弥散性血管内凝血早期（高凝状态）。③口服避孕药、其他血栓前状态及血栓性疾病。

凝血酶原时间是口服抗凝剂的实验室监测的首选指标。临床上，常将国际标准化比值为2～4作为口服抗凝剂治疗时剂量适宜范围。当国际标准化比值>4.5时，如纤维蛋白原和血小板数仍正常，则提示抗凝过度，应减低或停止用药。当国际标准化比值<4.5而同时伴有血小板减低时，则可能是弥散性血管内凝血或肝病等所致，也应减低或停止口服抗凝剂。口服抗凝剂达有效剂量时的国际标准化比值：预防深静脉血栓形成为1.5～2.5；治疗静脉血栓形成、肺栓塞、心脏瓣膜病为2.0～3.0；治疗动脉血栓栓塞、心脏机械瓣膜转换、复发性系统性栓塞为3.0～4.5。

（二）血浆因子Ⅱ、V、Ⅶ、X促凝活性检测

1.原理

一期法：受检血浆分别与凝血因子Ⅱ、V、Ⅶ、X基质血浆混合，再加兔脑粉浸出液和钙溶液，分别做血浆凝血酶原时间测定。将受检者血浆测定结果与正常人新鲜混合血浆比较，分别计算出各自的因子FⅡ：C、FV：C、FⅦ：C和FX：C促凝活性。

2.参考区间

F Ⅱ : C,97.7%±16.7%;F Ⅴ : C,102.4%±30.9%;F Ⅶ : C,103%±17.3%;FX : C,103%±19.0%。

3.临床应用

（1）方法学评价:本试验是继外源凝血系统筛选试验异常,进而直接检测各种因子促凝活性更敏感、更可靠的指标,也是诊断这些因子缺陷的主要依据。

（2）质量控制:同凝血因子Ⅷ、Ⅸ、Ⅺ和Ⅻ促凝活性测定。

（3）临床意义:活性增高主要见于血栓前状态和血栓性疾病。活性减低见于肝病变、维生素 K 缺乏（F Ⅴ : C 除外）、弥散性血管内凝血和口服抗凝剂;血液循环中存在上述因子的抑制物等;先天性上述因子缺乏较罕见。

目前 F Ⅱ : C、F Ⅴ : C、F Ⅶ : C、F Ⅹ : C 的测定主要用于肝脏受损的检查,因子 F Ⅶ : C 下降在肝病的早期即可发生;因子 F Ⅴ : C 的测定在肝损伤和肝移植中应用较多。

（三）血浆组织因子活性测定

1.原理

发色底物法:组织因子与 F Ⅶ 结合形成复合物,激活 F Ⅹ 和 F Ⅸ,活化的 F Ⅹ a 水解发色底物释放出对硝基苯胺,405 nm 波长下测其吸光度,对硝基苯胺颜色的深浅与血浆组织因子活性成正比。

2.参考区间

81%～114%。

3.临床应用

（1）方法学评价:相比于组织因子含量的测定,组织因子活性测定更能反映组织因子在外源性凝血途径中所发挥的作用。发色底物法技术成熟、操作简单,适用于临床检测。

（2）质量控制:对于黄疸、溶血、脂血标本,读取结果时应扣除本底吸光度值或重新抽血。每次测定前都应做标准曲线,正常标准血浆要求 20 人以上混合血浆,分装冻干保存于－40～－20 ℃,可用2～3 个月。

（3）临床意义:组织因子活性增加见于内毒素血症、严重创伤、广泛手术、休克、急性呼吸窘迫综合征、弥散性血管内凝血、急性白血病等。

三、共同凝血途径的检查

(一)纤维蛋白原测定

1.原理

(1)凝血酶法:受检血浆中加入过量凝血酶,将血浆中的纤维蛋白原转变为纤维蛋白,使血浆凝固,其时间长短与纤维蛋白原含量成负相关。受检血浆的纤维蛋白原含量可从国际标准品纤维蛋白原参比血浆测定的标准曲线中获得。

(2)免疫法。①免疫火箭电泳法:在含纤维蛋白原抗血清的琼脂板中,加入一定量的受检血浆(抗原),在电场作用下,抗原体形成火箭样沉淀峰,沉淀峰的高度与纤维蛋白原含量成正比。②酶联免疫法:用抗纤维蛋白原的单克隆体、酶联辣根过氧化酶抗体显色、酶联免疫检测仪检测血浆中的纤维蛋白原含量。

(3)比浊法(热沉淀比浊法):血浆经磷酸二氢钾-氢氧化钠缓冲液稀释后,加热至 56 ℃,使纤维蛋白原凝集,比浊测定其含量。

(4)化学法(双缩脲法):用 12.5% 亚硫酸钠溶液将血浆中的纤维蛋白原沉淀分离,然后以双缩脲试剂显色测定。

2.参考区间

成人,$2\sim 4$ g/L;新生儿,$1.25\sim 3$ g/L。

3.临床应用

主要用于出血性疾病(包括肝病)或血栓形成的诊断,以及溶栓治疗的监测。

(1)方法学评价:①凝血酶法为功能检测,操作简单、结果可靠,故被世界卫生组织推荐为测定纤维蛋白原的参考方法。当凝血仪通过检测凝血酶原时间方法来换算纤维蛋白原浓度时,结果可疑,则应用凝血酶法复核确定。②免疫法、比浊法和化学法操作较烦琐,均非纤维蛋白原功能检测法,故与生理性纤维蛋白原活性不一定总是呈平行关系。

(2)质量控制:凝血酶法参与血浆必须与检测标本同时测定,以便核对结果;如标本中存在肝素、纤维蛋白降解产物增加或罕见的异常纤维蛋白原,则凝血酶法测定的纤维蛋白原含量可假性减低,此时,需用其他方法核实。由于凝血酶的活性将直接影响凝血酶法所测定的纤维蛋白原含量,因此对凝血酶试剂应严格保存,一般应在低温保存。稀释后,在聚乙烯试管中置 4 ℃ 可保存活性 24 小时。

(3)临床意义:①增高见于急性时相反应,可出现高纤维蛋白原血症,如炎症、外伤、肿瘤等;慢性活动性炎症反应,如风湿病、胶原病等。纤维蛋白原水平超过参考区间上限是冠状动脉粥样硬化性心脏病和脑血管病发病的独立危险因素之一。②减低见于纤维蛋白原合成减少或结构异常性疾病,如先天性低(无)蛋白原血症;异常纤维蛋白原血症(但用免疫法检测抗原可正常);严重肝实质损伤,如肝硬化、酒精中毒等;纤维蛋白原消耗增多,如弥散性血管内凝血(纤维蛋白原定量可作为弥散性血管内凝血的筛查试验);原发性纤溶亢进,如中暑、缺氧、低血压等;药物,如雌激素、鱼油、高浓度肝素、纤维蛋白聚合抑制剂等。③可用于溶栓治疗、蛇毒治疗的监测。

(二)凝血因子ⅩⅢ定性试验和亚基抗原检测

1.凝血因子ⅩⅢ定性试验

(1)原理:受检血浆加入钙离子后,使纤维蛋白原转变成纤维蛋白凝块,将此凝块置入5 mol/L尿素溶液或2%单氨(碘)醋酸溶液中,如果受检血浆不缺乏因子ⅩⅢ,则形成的纤维蛋白凝块不溶于尿素溶液或2%单氨(碘)醋酸溶液;反之,则易溶于尿素溶液或2%单氨(碘)醋酸溶液中。

(2)参考区间:24 小时内纤维蛋白凝块不溶解。

(3)临床应用。①方法学评价:本试验简单、可靠,是十分实用的过筛试验。在临床上,若发现伤口愈合缓慢、渗血不断或怀疑有凝血因子 ⅩⅢ 缺陷者,均可首先选择本试验。②质量控制:由于凝块对结果判断有直接影响,因此,抽血时要顺利,不应有溶血及凝血,且采血后应立即检测,不宜久留。加入的钙离子溶液应新鲜配制。③临床意义:若纤维蛋白凝块在 24 小时内,尤其 2 小时内完全溶解,表示凝血因子ⅩⅢ缺乏,见于先天性凝血因子ⅩⅢ缺乏症和获得性凝血因子ⅩⅢ明显缺乏,后者见于肝病、系统性红斑狼疮、弥散性血管内凝血、原发性纤溶症、转移性肝癌、恶性淋巴瘤及抗 FⅩⅢ抗体等。

2.凝血因子ⅩⅢ亚基抗原检测

(1)原理(免疫火箭电泳法):分别提纯人血小板和血浆中的ⅩⅢα亚基和ⅩⅢβ亚基,用以免疫家兔,产生抗体。在含 FⅩⅢα亚基和 FⅩⅢβ亚基抗血清的琼脂凝胶板中,加入受检血浆(抗原),在电场作用下,出现抗原抗体反应形成的火箭样沉淀峰,此峰的高度与受检血浆中 FⅩⅢ亚基的浓度成正比。根据沉淀峰的高度,从标准曲线中计算出 FⅩⅢα:Ag 和 FⅩⅢβ:Ag 相当于正常人的百分率。

(2)参考区间:FⅩⅢα100.4%±12.9%;FⅩⅢβ98.8%±12.5%。

(3)临床应用:血浆凝血因子ⅩⅢ亚基抗原的检测,对凝血因子ⅩⅢ四聚体的缺陷性疾病诊断和分类具有十分重要价值。①先天性因子ⅩⅢ缺乏症:纯合子型者的 FⅩⅢα:Ag 明显减低(≤1%),FⅩⅢβ:Ag轻度减低;杂合子型者的 FⅩⅢα:Ag

减低(常≤50%),FXⅢβ：Ag 正常。②获得性因子XⅢ减少症:见于肝疾病、弥散性血管内凝血、原发性纤溶症、急性心肌梗死、急性白血病、恶性淋巴瘤、免疫性血小板减少紫癜、系统性红斑狼疮等。一般认为,上述疾病的 FXⅢα：Ag 有不同程度地降低,而 XⅢβ：Ag 正常。

(三)凝血酶生成的分子标志物检测

1.血浆凝血酶原片段 $1+2$(F_{1+2})测定

(1)原理(ELISA 法):以抗 F_{1+2} 抗体包被酶标板,加入标准品或待测标本后,再加入用辣根过氧化物酶标记的凝血酶抗体,与游离 F_{1+2} 抗原决定簇结合,充分作用后,凝血酶抗体上带有的辣根过氧化物酶在过氧化氢溶液存在的条件下分解加入的邻苯二胺,使之显色,溶液颜色的深浅与样本中的 F_{1+2} 含量成正比。

(2)参考区间:0.4~1.1 nmoL/L。

(3)临床应用。①方法学评价:凝血酶的半衰期极短,因此不能直接测定。凝血酶原被凝血酶(由 FⅩa、FⅤa、钙离子和磷脂组成)作用转化为凝血酶时,凝血酶原分子的氨基端(N 端)释放出 F_{1+2},通过测定 F_{1+2},可间接反映凝血酶的形成及活性,是体内凝血酶活化的分子标志物,对血液高凝状态的检查有重要意义。但目前因采用 ELISA 法测定,一般适用于批量标本检测,而且耗时太长,使临床急诊使用时受到一定限制。②质量控制:血液采集与保存将直接影响血浆 F_{1+2} 的测定结果,且止血带太紧或压迫时间太长,都可导致采血过程的人工凝血活化,因此,采血过程要求尽量顺利。③临床意义:血浆 F_{1+2} 增高见于高凝状态,血栓性疾病,如弥散性血管内凝血、急性心肌梗死、静脉血栓形成等。溶栓、抗凝治疗心肌梗死时,若溶栓治疗有效,缺血的心肌成功实现再灌注,则 F_{1+2} 可锐减;用肝素治疗血栓性疾病时,一旦达到有效治疗浓度,则血浆 F_{1+2} 可由治疗前的高浓度降至参考区间内;口服华法林,血浆 F_{1+2} 浓度可降至参考区间以下,当用 F_{1+2} 作为低剂量口服抗凝剂治疗的监测指标时,浓度在 0.4~1.2 nmol/L 时,可达到最佳抗凝治疗效果。

2.血浆纤维蛋白肽 A 测定

(1)原理:待检血浆用皂土处理,以除去纤维蛋白原,含纤维蛋白肽 A 标本先与已知过量的兔抗人纤维蛋白肽 A 抗体结合,部分液体被转移至预先包被纤维蛋白肽 A 的酶标板上,反应中剩余的结合纤维蛋白肽 A 抗体可与纤维蛋白肽 A 结合,结合于固相的兔抗人纤维蛋白肽 A 抗体被羊抗兔(带有辣根过氧化物酶)免疫球蛋白 G(IgG)结合,在过氧化氢溶液存在的条件下使邻苯二胺基质显色,颜色的深浅与纤维蛋白肽 A 含量成负相关。

(2)参考区间:男性不吸烟者 1.83 μg/L±0.61 μg/L;女性不吸烟、未服用避孕药者2.24 μg/L±1.04 μg/L。

(3)临床应用:纤维蛋白肽 A 是纤维蛋白原转变为纤维蛋白过程中产生的裂解产物之一,因此,若待检血浆中出现纤维蛋白肽 A,则表明有凝血酶生成。纤维蛋白肽 A 升高见于深静脉血栓形成、弥散性血管内凝血、肺栓塞、系统性红斑狼疮、恶性肿瘤转移、肾小球肾炎等。

3.可溶性纤溶蛋白单体复合物测定

(1)原理:根据酶免疫或放射免疫的检测原理,用抗纤维蛋白单克隆抗体测定血浆中可溶性纤维蛋白单体复合物的含量。

(2)参考区间:ELISA 法 48.5 mg/L±15.6 mg/L;放射免疫法 50.5 mg/L±26.1 mg/L。

(3)临床应用:纤维蛋白单体是纤维蛋白原转变为纤维蛋白的中间体,是凝血酶水解纤维蛋白原使其失去纤维蛋白肽 A 和纤维蛋白肽 B 而产生的。当凝血酶浓度低时,纤维蛋白单体不足以聚合形成纤维蛋白凝块,它们自行和纤维蛋白原或纤维蛋白降解产物结合形成复合物。可溶性纤维蛋白单体复合物是凝血酶生成的另一标志物。可溶性纤维蛋白单体复合物升高多见于肝硬化失代偿期、急性白血病、肿瘤、严重感染、多处严重创伤、产科意外等。

第三节　抗凝与纤溶系统检验

一、生理性抗凝物质检测

(一)抗凝血酶活性及抗原测定

1.抗凝血酶活性(AT:A)检测

(1)检测原理(发色底物法):受检血浆中加入过量凝血酶,使抗凝血酶(antithrombin,AT)与凝血酶形成 1:1 复合物,剩余的凝血酶作用于发色底物 S-2238,释出显色基团对硝基苯胺。显色的深浅与剩余凝血酶成正相关,而与 AT 成负相关,根据受检者所测得吸光度(A 值)从标准曲线计算出 AT:A。

（2）参考区间：108.5％±5.3％。

（3）临床应用：AT活性或抗原测定是临床上评估高凝状态良好的指标，尤其是AT活性下降。AT抗原和活性同时检测，是遗传性AT缺乏的分型的主要依据。

遗传性AT缺乏分为两型：①交叉反应物质（cross-reaction material，CRM）阴性型（CRM－）即抗原与活性同时下降。②CRM＋型，抗原正常，活性下降。

获得性AT缺乏或活性减低主要原因：①AT合成降低，主要见于肝硬化、重症肝炎、肝癌晚期等，可伴发血栓形成。②AT丢失增加，见于肾病综合征。③AT消耗增加，见于血栓前期和血栓性疾病，如心绞痛、脑血管疾病、弥散性血管内凝血等。在疑难诊断弥散性血管内凝血时，AT水平下降具有诊断价值。而急性白血病时AT水平下降更可看作是弥散性血管内凝血发生的危险信号。

AT水平和活性增高见于血友病、白血病和再生障碍性贫血等疾病的急性出血期，以及口服抗凝药治疗过程中。在抗凝治疗中，如怀疑肝素治疗抵抗，可用AT检测来确定。AT替代治疗时，也应首选AT检测来监护。

2.抗凝血酶抗原（AT：Ag）检测

（1）原理。①免疫火箭电泳法：受检血浆中AT在含AT抗血清的琼脂糖凝胶中电泳，抗原和抗体相互作用形成火箭样沉淀峰。沉淀峰的高度与血浆中AT的含量成正相关。从标准曲线中计算出受检血浆中AT抗原的含量。②酶联免疫吸附法：将抗AT抗体包被在固相板上，标本中的AT与固相的抗AT抗体相结合，再加入酶标的抗AT抗体，则形成抗体-抗原-酶标抗体的复合物，加入显色基质后，根据发色的深浅来判断标本中的AT含量。

（2）参考区间：（0.29±0.06）g/L。

（3）临床评价：见血浆AT活性检测。在免疫火箭电泳法中样品不可用肝素抗凝，只可用枸橼酸盐抗凝，而且样本不可以反复冻融。

（二）凝血酶-抗凝血酶复合物测定（thrombin-antithrombin test，TAT）

1.原理

酶联免疫吸附法：AT包被于固相，待测血浆中的TAT以其凝血酶与固相上的AT结合，然后加入过氧化物酶标记的抗AT，后者与结合于固相的TAT结合，并使底物显色。反应液颜色的深浅与TAT浓度成正相关。

2.参考区间

健康成人枸橼酸钠抗凝血浆（n＝196）：1.0～4.1 μg/L，平均1.5 μg/L。

3.临床应用

(1)方法学评价:TAT既反映凝血酶生成的量,也反映AT被消耗的量。

(2)质量控制:在2~8℃环境下,共轭缓冲液、工作共轭液和样本缓冲液可保存4周,稀释过的洗涤液可在1周内使用。稀释过的标准血浆和质控血浆在15~25℃下,可放置8小时。工作底物液须避光保存,且应在1小时内使用。共轭缓冲液、标准血浆、质控血浆和样本缓冲液在-20℃可保存3个月。剩余的工作底物液应在配置后30分钟内冻存,两周内使用。血浆样本采集不当可影响检测结果,溶血、脂血、含类风湿因子的血浆样本不可使用。

(3)临床意义:血浆TAT含量增高,见于血栓形成前期和血栓性疾病,如弥散性血管内凝血、深静脉血栓形成、急性心肌梗死、白血病、肝病等。脑血栓在急性期TAT可较正常值升高5~10倍,弥散性血管内凝血时TAT升高的阳性率达95%~98%。

二、病理性抗凝物质检测

(一)复钙交叉试验

1.原理

血浆复钙时间延长可能是由于凝血因子缺乏或血液中存在抗凝物质所致。延长的复钙时间如能被1/10量正常血浆纠正,则提示受检血浆中缺乏凝血因子;如果不被纠正,则提示受检血浆中存在抗凝物质。

2.参考区间

若受检血浆与1/10量正常血浆混合,血浆复钙时间不在正常范围内(2.2~3.8分钟),则认为受检血浆中存在异常抗凝物质。

3.临床应用

本试验可区别血浆复钙时间延长的原因,除可鉴别有无血液循环抗凝物质外,还可筛选内源凝血系统的功能异常,但由于其敏感性不如活化部分凝血活酶时间,同时受血小板数量和功能的影响,目前主要用来筛检病理性抗凝物质增多。另外,复钙交叉试验对受检血浆中低浓度的肝素及类肝素物质不敏感,必要时可考虑做肝素定量试验。

血浆中存在异常的抗凝物质,见于反复输血的血友病、肝病、系统性红斑狼疮、类风湿关节炎及胰腺疾病等。

抽血应顺利,不应有溶血及凝血;取血后应立即检测,血浆在室温中放置不超过两个小时。

(二)血浆肝素水平测定

1.原理发色底物法

AT是血浆中以丝氨酸蛋白酶为活性中心凝血因子(凝血酶、FXa等)的抑制物,在正常情况下,AT的抑制作用较慢,而肝素可与AT结合成1:1的复合物,使AT的精氨酸反应中心暴露,此反应中心与凝血酶、FXa的丝氨酸活性部位相作用,从而使激活的因子灭活,这样AT的抑制作用会大大增强。低分子量肝素对FXa和AT间反应的催化作用较其对凝血酶和AT间反应的催化更容易,而标准肝素对两者的催化作用相同。在AT和FXa均过量的反应中,肝素对FXa的抑制速率直接与其浓度成正比,用特异性FXa发色底物法检测剩余FXa的活性,发色强度与肝素浓度成负相关。

2.参考区间

本法检测肝素的范围是0～800 U/L,正常人的血浆肝素为0 U/L。

3.临床应用

在用肝素防治血栓性疾病及血液透析、体外循环的过程中,可用本试验对肝素的合理用量进行检测。在过敏性休克、严重肝病或弥散性血管内凝血、肝叶切除或肝移植等患者的血浆中,肝素亦增多。另需注意:①采血与离心必须细心,以避免血小板激活,导致血小板第4因子释放,后者可抑制肝素活力。②反应中温育时间和温度均应严格要求,否则将影响检测结果。③严重黄疸患者检测中应设自身对照。④制作标准曲线的肝素制剂应与患者使用的一致。

(三)凝血酶时间及其纠正试验

1.凝血酶时间检测

(1)原理:受检血浆中加入"标准化"的凝血酶溶液后,测定开始出现纤维蛋白丝所需要的时间为凝血酶时间。

(2)参考区间:10～18秒(手工法和仪器法有很大不同,凝血酶浓度不同差异更大),各实验室应建立适合自己的参考区间。

(3)临床应用:凝血酶时间是凝血酶使纤维蛋白原转变为纤维蛋白所需要的时间,它反映了血浆中是否含有足够量的纤维蛋白原及纤维蛋白原的结构是否符合人体的正常生理凝血要求。在使用链激酶、尿激酶做溶栓治疗时,可用凝血酶时间作为监护指标,以控制在正常值的3～5倍。

凝血酶时间延长:即受检凝血酶时间值延长超过正常对照3秒,以弥散性血管内凝血时纤维蛋白原消耗为多见,也有部分属于先天性低(无)纤维蛋白原血症、原发性纤溶及肝脏病变,也可见于肝素增多或类肝素抗凝物质增多及纤维蛋白降解产物增多。

凝血酶时间缩短:主要见于某些异常蛋白血症或巨球蛋白血症时,此外,较多的是技术原因,如标本在 4 ℃环境中放置过久、组织液混入血浆等。另外,血浆在室温下放置不得超过 3 小时;不宜用乙二胺四乙酸(EDTA)和肝素作为抗凝剂;凝血酶时间的终点若用手工法,以出现浑浊的初期凝固为准。

2.凝血酶时间纠正试验(甲苯胺蓝纠正试验)

(1)原理:甲苯胺蓝可纠正肝素的抗凝作用,在凝血酶时间延长的受检血浆中加入少量的甲苯胺蓝,若延长的凝血酶时间恢复正常或明显缩短,则表示受检血浆中肝素或类肝素样物质增多,否则为其他类抗凝物质或者是纤维蛋白原缺陷。

(2)参考区间:在凝血酶时间延长的受检血浆中,加入甲苯胺蓝后凝血酶时间明显缩短,两者相差 5 秒以上,提示受检血浆中肝素或类肝素样物质增多,否则提示凝血酶时间延长不是由于肝素类物质所致。

(3)临床应用:单纯的甲苯胺蓝纠正试验有时对肝素类物质不一定敏感,而众多的肝素类物质增多的病理状态,往往伴有高水平的纤维蛋白降解产物、异常纤维蛋白原增多等情况,因此,最好与正常血浆、鱼精蛋白等纠正物同时检测。

血中类肝素物质增多,多见于过敏性休克、严重肝病、肝叶切除、肝移植、弥散性血管内凝血,也可见于使用氮芥及放射治疗后的患者。

凝血酶溶液在每次操作时都需要做校正试验,使正常血浆的凝血酶时间值在 16~18 秒。

(四)凝血因子Ⅷ抑制物测定

1.原理

受检血浆与一定量正常人新鲜血浆混合,在 37 ℃温育一定时间后,测定混合血浆的Ⅷ因子活性,若受检血浆中存在Ⅷ因子抑制物,则混合血浆的Ⅷ因子活性会降低,以 Bethesda 单位来计算抑制物的含量,1 个Bethesda 单位相当于灭活50%因子Ⅷ活性(Bethesda 法)。

2.参考区间

正常人无因子Ⅷ抑制物,剩余因子Ⅷ:C 为 100%。

3.临床应用

Bethesda 法不仅可用于因子Ⅷ抑制物检测,还可用于其他因子(Ⅸ、Ⅹ、Ⅺ)抑制物的检测。本法对同种免疫引起的因子抑制物测定较为敏感,对自身免疫、药物免疫、肿瘤免疫和自发性凝血因子抑制物则不敏感。Ⅷ因子抑制物的确定，最终需要进行狼疮样抗凝物质的检测进行排除。

血浆因子Ⅷ抑制物的出现常见于反复输血或接受抗血友病球蛋白治疗的血友病 A 患者，也可见于某些免疫性疾病患者和妊娠期的妇女。

三、纤维蛋白溶解活性检测

(一)组织型纤溶酶原激活物活性及抗原测定

1.组织型纤溶酶原激活物活性(t-PA：A)检测

(1)原理(发色底物法)：在组织型纤溶酶原激活物(t-PA)和共价物作用下，纤溶酶原转变为纤溶酶，后者使发色底物 S-2251 释放出发色基团对硝基苯胺，显色的深浅与 t-PA：A 成正比关系。

(2)参考区间：300～600 U/L。

2.组织型纤溶酶原激活物抗原(t-PA：Ag)检测

(1)原理(酶联免疫吸附法)：将纯化的 t-PA 单克隆抗体包被在固相载体上温育，然后加含有抗原的标本，标本中的 t-PA 抗原与固相载体上的抗体形成复合物，此复合物与辣根过氧化物酶标记的 t-PA 单克隆抗体起抗原抗体结合反应，形成双抗体夹心免疫复合物，后者可使邻苯二胺基质液呈棕色反应，其反应颜色深浅与标本中的 t-PA 含量成正比关系。

(2)参考区间：1～12 μg/L。

(3)临床应用：①t-PA 抗原或活性增高表明纤溶活性亢进，见于原发及继发性纤溶症，如弥散性血管内凝血，也见于应用纤溶酶原激活物类药物。②t-PA 抗原或活性减低表示纤溶活性减弱，见于高凝状态和血栓性疾病。

(二)纤溶酶原激活物抑制物活性及抗原测定

1.血浆纤溶酶原激活物抑制物活性(PAI：A)检测

(1)原理(发色底物法)：过量的 t-PA 和纤溶酶原加入待测血浆中，部分 t-PA 与血浆中的纤溶酶原激活物抑制物(PAI)作用形成无活性的复合物，剩余的 t-PA 作用于纤溶酶原，使其转化为纤溶酶，后者水解发色底物 S-2251，释放出对硝基苯胺，显色强度与 PAI 活性成负相关。

(2)参考区间：100～1 000 U/L。

(3)临床应用：目前,PAI 的检测主要是为观察 PAI 与 t-PA 的比例及了解机体的潜在纤溶活性。因此,PAI 与 t-PA 应同时检测,单纯检测 PAI,不管是抗原含量还是活性,意义都不大。①增高:见于高凝状态和血栓性疾病。②减低:见于原发性和继发性纤溶。

2.血浆纤溶酶原激活物抑制物抗原(PAI：Ag)检测

(1)原理。①酶联免疫吸附法：双抗体夹心法同 t-PA：Ag 检测。②凝胶密度法：受检血浆中加入过量 t-PA 与血浆中 PAI 形成复合物，然后将作用后的血浆于十二烷基硫酸钠血红蛋白凝胶平板上电泳，同时用已知标准品作对照，确定复合物的电泳位置，电泳完毕后染色，再置于自动凝胶板密度扫描仪上扫描，可得知样品中 PAI 含量。

(2)参考区间：酶联免疫吸附法 4～43 g/L；十二烷基硫酸钠血红蛋白-聚丙烯酰胺凝胶密度法＜100 U/L。

(3)临床应用：同 PAI 活性测定。酶联免疫吸附法应采用缺乏血小板血浆标本，否则将影响检测结果。十二烷基硫酸钠血红蛋白-聚丙烯酰胺凝胶密度法试剂中丙烯酰胺、双丙酰胺、四甲基乙二胺是有毒物质，操作中应注意避免与皮肤接触。

(三)血浆纤溶酶原活性及抗原测定

1.血浆纤溶酶原活性(PLG：A)检测

(1)原理(发色底物法)：纤溶酶原在链激酶或尿激酶作用下转变为纤溶酶，纤溶酶作用于发色底物S-2251，释放出对硝基苯胺而显色。颜色深浅与纤溶酶活性成正相关。

(2)参考区间：85.55%±27.83%。

(3)临床应用：血浆纤溶酶原测定可替代早先的优球蛋白溶解时间测定和染色法进行的纤溶酶活性测定，尤其是血浆纤溶酶原活性测定，在单独选用时较为可靠。在溶栓治疗时，因使用的链激酶类不同，在治疗开始阶段血浆纤溶酶原含量和活性的下降，不一定是纤溶活性增高的标志，应同时进行纤维蛋白降解产物的测定，以了解机体内真正的纤溶状态。先天性纤溶酶原缺乏症必须强调抗原活性和含量同时检测，以了解是否存在 CRM。①增高：表示其激活物的活性(纤溶活性)减低，见于血栓前状态和血栓性疾病。②减低：表示纤溶活性增高，常见于原发性纤溶症和弥散性血管内凝血外，还见于前置胎盘、胎盘早剥、肿瘤扩散、严重感染、大手术后、重症肝炎、肝硬化、肝移植、门静脉高压、肝切除等获得性纤溶酶原缺乏症。③血浆纤溶酶原缺陷症可分为 CRM 阳性(PLG：Ag 正常和 PLG：A 减低)和 CRM 阴性(PLG：Ag 和 PLG：A 均减低)。

2.血浆纤溶酶原抗原(PLG：Ag)检测

(1)原理(酶联免疫吸附法)：将纯化的兔抗人纤溶酶原抗体包被在酶标反应

板上,加入受检血浆,血浆中的纤溶酶原(抗原)与包被在反应板上的抗体结合,然后加入酶标记的兔抗人纤溶酶原抗体,酶标抗体与结合在反应板上的纤溶酶原结合,最后加入底物显色,显色的深浅与受检血浆中纤溶酶原的含量成正相关。根据受检者测得的 A 值,从标准曲线计算标本中血浆纤溶酶原的抗原含量。

(2)参考区间:0.22 g/L±0.03 g/L。

(3)临床应用:同血浆纤溶酶原活性检测。

四、纤维蛋白降解产物检测

(一)血浆鱼精蛋白副凝固试验

1.原理

在凝血酶的作用下,纤维蛋白原释放出肽 A、肽 B 后转变为纤维蛋白单体,纤维蛋白在纤溶酶降解的作用下产生纤维蛋白降解产物,纤维蛋白单体与纤维蛋白降解产物形成可溶性复合物,鱼精蛋白可使该复合物中纤维蛋白单体游离,后者又自行聚合成肉眼可见的纤维状、絮状或胶冻状,反映纤维蛋白降解产物,尤其是碎片 X 的存在。

2.参考区间

正常人为阴性。

3.临床应用

(1)阳性:弥散性血管内凝血的早期或中期。本试验假阳性常见于大出血(创伤、手术、咯血、呕血)和样品置于冰箱等。

(2)阴性:正常人、弥散性血管内凝血晚期和原发性纤溶症。

(二)纤维蛋白(原)降解产物测定

1.原理

胶乳凝集法:用抗纤维蛋白降解产物抗体包被的胶乳颗粒与纤维蛋白降解产物形成肉眼可见的凝集物。

2.参考区间

<5 mg/L。

3.临床应用

(1)原发性纤溶亢进时,纤维蛋白降解产物含量可明显升高。

(2)高凝状态、弥散性血管内凝血、器官移植的排异反应、妊娠期高血压疾病、恶性肿瘤,以及心、肝、肾疾病和静脉血栓、溶栓治疗等所致的继发性纤溶亢进时,纤维蛋白降解产物含量升高。

另外,试剂应储存于 2~8 ℃,用前取出置于室温中;包被抗体的乳胶悬液,每次用前需为充分混悬状态;待测血浆用 0.109 mol/L 枸橼酸钠抗凝,3 000 r/min 离心 15 分钟。当类风湿因子强阳性存在时,可产生假阳性反应。样本保存时间为 20 ℃ 24 小时,−20 ℃ 1 个月。

(三) D-二聚体定性及定量测定

1.原理

(1)定性测定(乳胶凝集法):抗 D-二聚体单克隆抗体包被在乳胶颗粒上,受检血浆若含有 D-二聚体,通过抗原-抗体反应,乳胶颗粒发生聚集,形成肉眼可见的粗大颗粒。

(2)定量测定(酶联免疫吸附法):一种单抗包被于聚苯乙烯塑料板上,另一种单抗标记辣根过氧化物酶。加入样品后,在孔内形成特异抗体-抗原-抗体复合物,可使基质显色,生色深浅与标本中 D-二聚体含量成正比。

2.参考区间

定性:正常人阴性。定量:正常为 0~0.256 mg/L。

3.临床应用

(1)质量控制:定量试验需注意以下几点。①1 份样品与最后 1 份样品的加入时间相隔不宜超过15 分钟,包括标准曲线在内不超过 20 分钟。②加标准品和待测样品温育 90 分钟后,第 1 次洗涤时,切勿使洗涤液漏出,以免孔与孔之间交叉污染而影响定量的准确性。③血浆样品,常温下保存 8 小时,4 ℃下 4 天,−20 ℃以下 1 个月,临用前 37 ℃水浴中快速复溶。④所用定量移液管必须精确。⑤操作过程中尽量少接触酶标板的底部,以免影响板的光洁度而给检测带来误差。读数前用软纸轻轻擦去底部可能附着的水珠或纸痕。⑥如样品 D-二聚体含量超过标准品上限值,则将样品进行适当稀释后再检测,含量则需再乘稀释倍数。

(2)临床意义:①D-二聚体是交联纤维蛋白降解中的一个特征性产物,在深静脉血栓、弥散性血管内凝血、心肌梗死、重症肝炎、肺栓塞等疾病中升高,也可作为溶栓治疗有效的观察指标。②凡有血块形成的出血,D-二聚体均呈阳性或升高,该试验敏感度高,但缺乏特异性;陈旧性血栓患者 D-二聚体并不高。③大量循证医学证据表明,D-二聚体阴性是排除深静脉血栓和肺栓塞的重要试验。

(四)纤维蛋白单体测定

1.原理

醛化或鞣酸化的 O 型血人的红细胞作为固相载体与特异性抗纤维蛋白单体 IgG 结合,形成固相抗体,加入血浆后,与可溶性纤维蛋白单体发生抗原抗体反应,使红细胞发生凝聚,从而可间接测得血浆中存在的纤维蛋白单体的含量。

2.参考区间

红细胞凝聚为阳性反应,正常人为阴性。

3.临床应用

临床各种易诱发高凝状态的疾病都可能出现阳性结果,如败血症、感染性疾病(细菌与病毒感染)、休克、组织损伤、肿瘤、急性白血病、肝坏死、急性胰腺炎及妊娠期高血压疾病等。弥散性血管内凝血患者为强阳性反应。

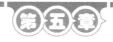

尿 液 检 验

第一节 尿液的理学检验

一、尿量

使用量筒或其他带刻度的容器直接测定尿量。

个体尿量随气候、出汗量、饮水量等不同而异。一般健康成人为 1.0 ～1.5 L/24 h，即 1 mL/(h·kg)；小儿如按体重(kg)计算尿量，则较成人多 3～4 倍。

(一)尿量增多

1.生理性增多

生理性增多常见于饮水过多,饮浓茶、咖啡、乙醇类饮料或精神紧张等。

2.病理性增多

病理性增多常见于糖尿病、尿崩症、慢性肾小球肾炎和神经性多尿等。

(二)尿量减少

1.生理性减少

生理性减少常见于饮水少和出汗多等。

2.病理性减少

病理性减少常见于休克、脱水、严重烧伤、急性肾小球肾炎、慢性肾小球肾炎、心功能不全、肝硬化腹水、流行性出血热少尿期、尿毒症和急性、慢性肾衰竭等。

二、尿液颜色

根据观察到的尿颜色进行报告。

(一)正常尿颜色

因尿含尿色素,可呈淡黄色。尿液浓缩时,颜色可呈深黄色,并受某些食物及药物的影响。

(二)病理性尿颜色

凡观察到尿液呈无色、深黄色、浓茶色、红色、紫红色、棕黑色、绿蓝色、乳白色等,均应报告。浓茶样深红色尿可见于胆红素尿;红色尿见于血尿、血红蛋白尿;紫红色尿见于卟啉尿;棕黑色尿见于高铁血红蛋白尿、黑色素尿;绿蓝色尿见于胆绿素尿和蓝母尿;乳白色尿可能为乳糜尿、脓尿。

三、尿液透明度

根据尿的外观理学性状,将尿液透明度分为"清晰透明、微浑、浑浊、明显浑浊"4 个等级。

浑浊尿的鉴别步骤如下。①加热:浑浊消失,为尿酸盐结晶。②加入醋酸数滴:浑浊消失且产生气泡,为碳酸盐结晶;浑浊消失但无气泡,为磷酸盐结晶。③加入 2% 盐酸数滴:浑浊消失,为草酸盐结晶。④加入 10% 氢氧化钠数滴:浑浊消失,为尿酸结晶;呈现胶状,为脓尿。⑤在 1 份尿液中,加入乙醚 1 份和乙醇两份,振荡,浑浊消失,为脂肪尿。⑥尿液经上述处理方法后仍浑浊,多为菌尿。

第二节　尿液的化学检验

一、蛋白质

(一)正常参考值

定性试验:阴性。

定量检查:20～80 mg/24 h 尿。

(二)临床意义

尿内蛋白质含量超过 150 mg/24 h,蛋白质定性试验呈阳性反应称为蛋白尿。24小时尿内蛋白质含量超过3.5 g为大量蛋白尿。

1.生理性蛋白尿

生理性蛋白尿是指泌尿系统并无器质性病变,而是由于各种体内环境因素所致的暂时性蛋白尿。

(1)功能性蛋白尿:见于剧烈活动、妊娠期、寒冷、高热等,是因肾血管痉挛或充血,肾小球通透性增加所致。尿蛋白一般不超过(+),定量多见<0.5 g/24 h。

(2)直立性蛋白尿:在晨尿中无蛋白,较长时间站立后尿中蛋白量增高,而平卧后尿蛋白又减少或消失,是立位引起肾脏暂时淤血所致。

2.病理性蛋白尿

病理性蛋白尿是指泌尿系统因器质性病变或其他病理原因引起的持续性蛋白尿。

(1)肾小球性蛋白尿:蛋白尿以清蛋白为主,尿蛋白质定量常>1 g/24 h,多见于原发性或继发性肾小球疾病。

(2)肾小管性蛋白尿:蛋白尿以 α_2-微球蛋白、β_2-微球蛋白为主,清蛋白含量正常或轻度增加,蛋白排出量常<1 g/24 h,多见于肾盂肾炎、急性肾小管坏死、急性和慢性间质性肾炎等。

(3)混合性蛋白尿:尿中同时出现小分子及大分子量的蛋白,见于慢性肾小球肾炎、肾小管间质病、肾病综合征、系统性红斑狼疮等。

(4)溢出性蛋白尿:由于血浆中低分子量蛋白质,如免疫球蛋白的轻链、血红蛋白或肌红蛋白等在血中过多,经肾小球滤过,超过肾小管重吸收能力而产生蛋白尿,见于多发性骨髓瘤、巨球蛋白血症、急性溶血性疾病、骨骼肌严重创伤等。

(5)组织性蛋白尿:受炎症、中毒或药物刺激,肾小管对 T-H 糖蛋白的分泌量增加或因组织破坏使尿蛋白增加所致的蛋白尿。

(6)假性蛋白尿:肾脏以下的泌尿系统疾病,产生大量脓液、血液、黏液等含蛋白质成分的物质,也可出现尿蛋白阳性,称为假性蛋白尿,见于膀胱炎、前列腺炎、肾盂肾炎等。

二、尿糖

(一)正常参考值

定性检查:阴性。

定量检查:0.56~5.0 mmol/24 h。

（二）临床意义

正常人尿中含糖（一般指葡萄糖）量极微，当血糖浓度超过 8.8 mmol/L（1.6 g/L）时可出现尿糖。

1.暂时性糖尿

暂时性糖尿见于精神紧张、摄入大量糖、妊娠等。

2.持续性糖尿

持续性糖尿见于糖尿病、甲状腺功能亢进症、腺垂体功能亢进、嗜铬细胞瘤、库欣综合征、肾小管功能不全、肾糖阈降低、颅内压增高。

三、尿酮体

（一）正常参考值

定性试验：阴性。

定量检查：0.34～0.85 mmol/24 h。

（二）临床意义

尿酮体检查阳性时称为酮尿，见于糖尿病酮症酸中毒、严重妊娠呕吐、长期不能进食或绝食等。

四、尿胆色素

（一）正常参考值

尿胆红素：阴性。

尿胆原：弱阳性，尿液稀释至 1/20 后多为阴性。

（二）临床意义

主要用于黄疸的鉴别诊断。在阻塞性黄疸、肝细胞性黄疸时，尿中可出现胆红素。溶血性黄疸患者的尿中，一般不见胆红素。尿胆原稀释前呈阴性常见于完全阻塞性黄疸，尿胆原增多常见于溶血性疾病及肝实质性病变，如肝炎。

五、血红蛋白尿

（一）正常参考值

阴性。

（二）临床意义

血浆中游离血红蛋白超过肾阈值 1.5 g/L 时，即可产生血红蛋白尿，可用隐血试验检出。尿隐血试验阳性,见于急性溶血性疾病、药物中毒引起的肾衰竭、肾小球肾炎、肾脓肿、肾结石、肾盂肾炎、膀胱结石及炎症等。

六、尿亚硝酸盐

(一)正常参考值

阴性。

(二)临床意义

阳性提示尿路感染,但阴性不能排除尿路感染。

尿液中亚硝酸盐阳性检出率取决于感染细菌是否含有硝酸盐还原酶、食物中是否含适量硝酸盐、尿液标本在膀胱中停留时间(尿液应在膀胱内停留 4 小时以上)及尿量等因素。

第三节　尿液的有形成分检验

一、尿沉渣显微镜检查

(一)试验方法

1.尿沉渣未染色检查法

(1)器材:包括以下几项。①离心试管:可用塑料或玻璃制成;须足够长,防止离心时尿液标本溢出;须干净、透明,便于尿液外观检查;须带体积刻度(精确到 0.1 mL);容积须＞12 mL 而＜15 mL;试管底部应为锥形,便于浓缩沉渣;无化学物质污染;试管须有盖,可防止试管内液体溅出及气溶胶形成;建议使用一次性离心试管。②移液管:必须洁净;使用一次性移液管。③尿沉渣板:须标准化,具有可定量沉渣液的计数池,并一次性使用。如采用在普通玻片上滴加尿沉渣液后加盖玻片的检查方法,则不能提供标准化、可重复的结果。④显微镜:应使用内置光源的双筒显微镜;载物台能机械移动玻片;物镜能放大 10 倍、40 倍,目镜能放大 10 倍;同一实验室使用多台显微镜,其物镜及目镜的放大倍数应一致。⑤离心机:应使用水平式有盖离心机;离心时须上盖,以确保安全。离心时的相对离心力应稳定在 400 g。应每 12 个月对离心机进行 1 次校正。

(2)操 作:具体如下。①尿标本用量:应准确取尿 10 mL。如标本量

＜10 mL，应在结果报告单中注明。②离心留尿量：在相对离心力 400 g 条件下离心 5 分钟。离心后，一次性倾倒或吸弃上清尿液，留取离心管底部液体 0.2 mL。③尿沉渣制备：充分混匀尿沉渣液，取适量滴入尿沉渣板；或取 20 μL 滴入载玻片，加盖玻片（18 mm×18 mm）后镜检。④结果报告：具体如下。方法 1：以每微升（μL）单位体积各尿沉渣成分数量报告结果。方法 2：管型，以低倍（10×10）镜下全片至少 20 个视野所见的平均值报告；细胞，以高倍（40×10）镜下至少 10 个视野所见的最低至最高数的范围报告；尿结晶等，以每高倍视野所见数换算为半定量的"—、±、1＋、2＋、3＋"等级报告（表 5-1）。

表 5-1　尿结晶、细菌、真菌、寄生虫等报告方式

	报告等级				
	—	±	1+	2+	3+
结晶	0		1～4 个/HP	5～9 个/HP	＞10 个/HP
原虫、寄生虫卵	0		1 个/全片～4 个/HP	5～9 个/HP	＞10 个/HP
细菌、真菌	0	数个视野散在可见	各视野均可见	量多、团状聚集	无数
盐类	无	罕见	少量	中等量	多量

2.尿沉渣染色检查法

有时，活体染色（如 Sternheimer-Malbin 染色或 0.5％甲苯胺蓝染色）有助于细胞和管型的鉴别，但也不足以鉴别或确认尿沉渣中所有成分。如检查下列有形成分时，可采用 1 种或多种特殊染色。①脂肪和卵圆脂肪小体：采用油红 O 染色和苏丹Ⅲ染色。②细菌：采用革兰染色和巴氏染色。③嗜酸性粒细胞：采用 Hansel 染色、瑞氏染色、吉姆萨染色、瑞-吉染色和巴氏染色。④含铁血黄素颗粒：采用普鲁士蓝染色。

通常，特殊染色需要制备特定涂片，如浓缩涂片、印片或细胞离心涂片。巴氏染色常用于肾小管上皮细胞、异常尿路上皮细胞、腺上皮细胞和鳞状上皮细胞的鉴别。Hansel 染色用于检测嗜酸性粒细胞尿。

(二)参考区间

因各实验室所用尿标本量、离心力、尿沉渣液量、观察尿沉渣用量、尿沉渣计数板规格等均不尽相同，尿沉渣检查参考区间应由实验室通过必要的验证或评估来确定。国外文献报道的参考区间见表 5-2。

表 5-2 尿沉渣检查的参考区间

	红细胞	白细胞	透明管型	上皮细胞	细菌和真菌
第 24 版《希氏内科学》（2013）	0～2 个/HP	男 0～3 个/HP 女 0～5 个/HP	0～1 个/HP	少,以鳞状上皮为主	无
Haber MH 等	0～5 个/HP	0～5 个/HP	0～1 个/LP	偶见,以鳞状上皮为主	—
Brunzel NA 等	0～3 个/HP	0～8 个/HP	0～2 个/LP	少见	阴性

(三)注意事项

实验室应统一尿液有形成分形态的鉴别标准和报告方式。

(四)临床意义

1.白细胞

白细胞计数增多表示泌尿系统有化脓性炎症。

2.红细胞

红细胞计数增多常见于肾小球肾炎、泌尿系统结石、结核或恶性肿瘤。

3.透明管型

透明管型可偶见于正常人清晨浓缩尿中;透明管型在轻度或暂时性肾脏功能或循环功能改变时可增多。

4.颗粒管型

颗粒管型可见于肾实质性病变,如肾小球肾炎。

5.红细胞管型

红细胞管型常见于急性肾小球肾炎等。

6.白细胞管型

白细胞管型常见于急性肾盂肾炎等。

7.脂肪管型

脂肪管型可见于慢性肾小球肾炎肾病型及类脂性肾病。

8.宽形管型

宽形管型可见于慢性肾衰竭,提示预后不良。

9.蜡样管型

蜡样管型提示肾脏有长期而严重病变,见于慢性肾小球肾炎晚期和肾淀粉样变。

二、1 小时尿沉渣计数

目前,12 小时尿沉渣计数因影响结果准确性的因素很多,故在临床上已很少应用。现常采用 1 小时尿沉渣计数。

(一)操作

(1)患者先排尿弃去,准确收集 3 小时尿液于清洁干燥容器内送检(如标本留取时间 5:30～8:30)。

(2)准确测量 3 小时尿量,充分混合。取混匀尿液 10 mL,置刻度离心管中,1 500 r/min 离心 5 分钟,用吸管吸取上层尿液 9 mL,留下 1 mL,充分混匀。吸取混匀尿液 1 滴,注入血细胞计数板内。细胞计数 10 个大方格,管型计数 20 个大方格。

(二)计算

$$1 \text{ 小时细胞数} = 10 \text{ 大格细胞总数} \times \frac{1\,000}{10} \times \frac{3 \text{ 小时尿总量 mL 数}}{3}$$

$$1 \text{ 小时管型数} = \frac{20 \text{ 大格管型总数}}{2} \times \frac{1\,000}{10} \times \frac{3 \text{ 小时尿总量 mL 数}}{3}$$

式中:1 000 为 μL 换算成 mL 数;10 为尿液浓缩倍数。

(三)参考区间

(1)红细胞男性＜3 万/小时,女性＜4 万/小时。

(2)白细胞男性＜7 万/小时,女性＜14 万/小时。

(3)管型＜3 400 个/小时。

(四)注意事项

(1)尿液应新鲜检查,pH 应在 6 以下,若为碱性尿,则血细胞和管型易溶解。

(2)被检尿液比密最好在 1.026 以上,如＜1.016 为低渗尿,细胞易破坏。

(3)如尿中含多量磷酸盐时,应加入少量稀醋酸液,使其溶解;但切勿加酸过多,以免红细胞及管型溶解;含大量尿酸盐时,应加温使其溶解,以便观察。

(五)临床意义

(1)急性肾小球肾炎患者红细胞计数增加。

(3)肾盂肾炎患者白细胞计数可明显增加。

三、尿液有形成分检查的推荐参考方法

国际实验血液学学会提出了尿中有形成分计数的推荐参考方法,用于自动化尿液有形成分分析仪中红细胞、白细胞、透明管型和鳞状上皮细胞参考计数。

(一)试剂

1.染色贮存液

(1)2％阿辛蓝溶液:阿辛蓝 1 mg 溶解于 50 mL 蒸馏水中。

(2)1.5％派洛宁 B 溶液:派洛宁 B 0.75 mg 溶解于 50 mL 蒸馏水中。

溶液用磁力搅拌器充分搅拌,混匀 2～4 小时,在 20 ℃过夜后过滤。并用分光光度计核查吸光度,阿辛蓝溶液的最大吸光度为 662 nm,派洛宁 B 溶液的最大吸光度为 553 nm。贮存液在20 ℃能保存 3 个月以上。

2.染色应用液

使用时,将两种贮存液按 1:1 比例混合。应用液在 20 ℃能保存 2～4 周。

(二)操作

1.器材准备

使用前,先用流水,再用乙醇冲洗并干燥计数盘和盖玻片。将 Fuchs-Rosenthal 计数盘放在显微镜载物台上,加盖玻片。

Fuchs-Rosenthal 计数盘结构:分 16 大格;每大格体积为 1 mm(长)×1 mm(宽)×0.2 mm(高)＝0.2 μL;每块计数盘有两个计数池,总体积＝2×16×0.2 μL＝6.4 μL。

2.尿标本染色

于试管中,将 1 份染色应用液和 9 份尿标本混匀,染色 5 分钟。

3.混匀混合液

将试管内染色尿标本颠倒混匀 20～40 次。

4.计数盘充液

用移液管吸取尿液,以 45°充入计数池中。充池量为 15～16 μL。充池后,静置 5 分钟。

5.显微镜计数

先用低倍镜(10×10 倍)扫描整个计数盘,保证颗粒分布均匀。然后,用高倍镜(10×40 倍)计数颗粒数量。大型颗粒(管型和鳞状上皮细胞)可在低倍镜下观察并计数。计数原则和血细胞计数相同,颗粒计数符合泊松分布的特征,为达到颗粒计数统计学精度,必须计算足够容积中的颗粒数。通常,管型和鳞状上皮细胞至少计数 50 个,使计数变异系数＜14％;白细胞和红细胞至少计数 200 个,使计数变异系数＜7％。为避免颗粒重复计数或漏计数,可采用"数左不数右,数上不数下"的规则。

6.结果报告

计数结果以"个/微升"报告。

(三)注意事项

1.计数推荐方法

使用相差显微镜和活体染色技术。

2.尿标本

尿液有形成分检查参考方法采用不离心新鲜尿液标本。

3.器材

标本容器须使用塑料或硅化玻璃,避免颗粒黏附;容量为 $5\sim12$ mL。使用塑料或硅化玻璃移液管,避免尿中颗粒黏附,容量误差应 $<5\%$;盖玻片须适用于在相差显微镜下观察,边角应呈圆形,边缘光滑。不能使用薄盖玻片 $(<0.4$ mm)。盖玻片用 25 mm(长) $\times2$ mm(宽),允许误差 ±1 mm。盖玻片置于计数盘上如能见衍射光环,则表示平整。

4.充池要求

速度不能太快;凡充池液太多,计数区域充池不全、有气泡或有碎片等异常,均应重新充池。

5.计数时间

应于1小时内完成计数;计数时如发现计数池液体干涸,须清洗后重新充池。

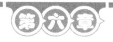

粪 便 检 验

第一节　粪便的理学检验

粪便理学检查主要包括颜色、硬度和形状、黏液、不消化物质和气味等方面。这对消化系统疾病的诊断、病情观察和疗效判断有一定帮助。

一、颜色

胆汁使正常粪便呈棕色。当结合胆红素作为胆汁分泌入小肠后,水解为未结合胆红素。肠道厌氧菌将其分解为 3 种无色四吡咯,称为尿胆素原(包括粪胆素原、中胆色原和尿胆原)。尿胆原在肠道内自然氧化成尿胆素(呈橙棕色)或粪胆素和中胆色素,并使粪便着色。当胆汁分泌入小肠部分或全部受到抑制时,粪便颜色会发生改变。呈苍白或黏土样便,称为无胆色素粪便,是肝后梗阻的特征。但使用硫酸钡评价胃肠道功能时,也可使粪便呈上述相同的颜色(如钡剂灌肠)。某些消化产物、药物或血液也可使粪便呈不常见颜色。

二、硬度和形状

粪便硬度从稀薄、水样便(腹泻)到小的、硬块状(便秘)。正常粪便通常是成形块状,软便提示粪便中水分增加。软便可能是正常的,也可能与药物或胃肠道疾病有关。病史有助于决定患者粪便是否有显著变化。不消化食物或气体可导致粪便量大,粪便中也可有不消化食物,如果皮、蔬菜或肠道寄生虫。正常粪便为成形圆柱状;细长、带状粪便提示肠道梗阻或肠腔狭窄。

三、黏液

正常粪便中没有半透明凝胶状黏液。当有黏液出现时,量可多可少,从少量到大量黏液(如绒毛状腺瘤)。黏液与肠蠕动或便秘时受压有关,也与结肠炎、肠结核、溃疡性憩室炎、痢疾、肿瘤和直肠炎等胃肠道疾病有关。

四、气味

正常粪便气味由肠道菌群代谢产物产生。如正常菌群遭破坏或食物进入菌群发生显著变化时,粪便气味也会发生明显变化,如脂肪泻因细菌分解未消化脂肪而导致独特臭味。

第二节 粪便的化学与免疫检验

粪便化学与免疫学检查有助于消化道出血、炎症、肿瘤和遗传性疾病的诊断和鉴别诊断。

一、隐血

从口腔(牙龈出血)到肛门(痔疮出血),胃肠道任何部位的出血,在粪便中均可检出血液。因粪便中出现血液是直肠癌常见和早期症状,美国癌症协会建议50 岁以上人员每年进行筛查。所有胃肠道癌症中,50%以上是肠癌,因此早期检测和治疗与好的预后直接相关。癌症、牙龈出血、食管静脉曲张、溃疡、痔疮、炎症、刺激肠道黏膜的各种药物(如阿司匹林、铁剂)均可导致粪便中有血。当出血量大时,肉眼观察粪便即可见血液。当下消化道出血时,粪便表面可有鲜血;当上消化道出血时,粪便常呈黑色或褐色。大量血液($50\sim100$ mL/d)可致暗黑色粪便。粪便黑色是由肠道和细菌酶对血红蛋白降解(血红素氧化)造成的。

健康情况下,粪便中每天丢失的血液不超过 2.5 mL。粪便出血量的增加有临床意义,需要进一步查明原因。

粪便中少量出血常常是肉眼看不见的,称为隐血。影响粪便隐血试验的因素:①胃肠道出血常是间歇性的;②患者不愿意采集粪便标本。因此,如出血不是发生在标本采集时,那无论采用哪种试验,也许结果都是阴性的。为了能很好地开展粪便隐血试验,样品应方便收集,便于患者配合,使用的隐血试验应既灵敏又特异。

粪便隐血试验也可用于区分病毒性和细菌性胃肠炎。在粪便隐血试验对炎症性、细菌性胃肠炎效用的荟萃分析发现,受试者工作特征(ROC)曲线下面积在不发达国家为 0.63,在发达国家为 0.81。研究显示,粪便隐血试验性能略低于粪便白细胞镜检,与粪便乳铁蛋白性能相似。因此,粪便隐血试验不能可靠的用于诊断或排除感染性胃肠炎。

检测粪便隐血的两种主要方法是愈创木酯法和免疫化学法,可用于下消化道(如结肠)出血性肠癌的筛查。荧光法不常用,主要用于检测上消化道出血。

(一)愈创木酯法

愈创木酯法是基于血红素的类过氧化物酶活性而设计的。含类过氧化物酶和过氧化物酶有血红蛋白、肌红蛋白、细菌过氧化物酶、水果和蔬菜过氧化物酶。

因任何具有过氧化物酶或类过氧化物酶活性的物质均可催化反应产生阳性结果,当使用低灵敏度指示剂愈创木酯来检测时,应控制饮食,避免:①肉和鱼中肌红蛋白和血红蛋白的类过氧化物酶活性;②水果和蔬菜的天然过氧化物酶。虽然这些试验灵敏度根据粪便血液浓度和肠道细菌过氧化物酶做过调整,但仍存在假阳性。

许多因素可干扰愈创木酯粪便隐血试验,如粪便标本太多、太少,水、经血或痔疮血污染。药物也可产生干扰,如阿司匹林、非甾体抗炎药、铁剂、华法林和抗血小板药可导致上消化道出血,导致假阳性结果。抗酸剂和抗坏血酸可干扰化学反应,导致假阴性结果。假阴性结果也可见于:①过氧化氢显色剂过期;②试纸缺陷(如过期);③检测前粪便标本或试纸储存超期(如>6 天)。

当血红蛋白分解会失去类过氧化物酶活性,用愈创木酯法不能检出。血红蛋白分解可发生于:①肠道内;②粪便标本储存期间;③粪便加在愈创木酯试纸上。研究显示,如试纸上粪便标本在检测前被水合,会出现假阳性结果。因此,美国癌症协会建议,应在标本采集后 6 天内检测,检测前不能脱水。研究显示,饮食控制和采集多份粪便标本的患者遵医行为较差。

(二)免疫化学法

免疫化学法使用直接抗人血红蛋白单抗。该方法具有高特异性,且不受愈创木酯法的饮食和药物干扰。当血红蛋白通过消化道时,因消化酶和细菌酶分解血红蛋白,上消化道(食道、胃)出血用免疫化学法通常测不出,因此免疫化学法对下消化道(如盲肠、结肠、直肠)出血更特异。

许多免疫化学法粪便隐血试验的采集容器随厂商而不同,样品采集容器加盖后送往临床实验室。检测可以是自动的,也可以是手工的。检测原理都是抗人血红蛋白抗体与样品中血红蛋白结合,但检测血红蛋白抗体复合物的方法各不相同。

该法优点是无须限制饮食和药物,缺点是费用较高。因此,免疫化学法检测胃肠道出血特异性较好(低假阳性),但肠癌筛查方案中仍以愈创木酯法为主。

使用血红素定量试验也可完成粪便血液定量检测。该法基于亚铁血红素的化学转换成强烈荧光物质卟啉,该试验能检测和定量粪便中总血红蛋白量,包括完整血红蛋白存在部分,也包括肠道内转化为卟啉的部分。上消化道出血或标本储存过久,粪便中血红蛋白可能由亚铁血红素转化为卟啉形式。因血红素定量检测仅检测亚铁血红素和转化卟啉,所以不受干扰。血红素定量检测价格较高、费时费力。目前,该法主要由参考实验室完成,临床使用较少。

(三)转铁蛋白

血液糖蛋白与铁结合后成为转铁蛋白,通过与铁结合来控制体液中游离铁。人类转铁蛋白由 TF 基因编码。转铁蛋白的蛋白质与铁结合非常牢固,但可逆。铁与转铁蛋白结合不足体内总铁的 0.1%(4 mg),是铁池的重要组成,铁池的最高周转率为 25 mg/24 h。转铁蛋白分子量约为 $80×10^3$,含两个特异的高度结合紧密的三价铁结合位点。转铁蛋白与三价铁亲和力极高,随 pH 下降,结合力逐渐下降。在没有与铁结合时,称为脱铁运铁蛋白。当转铁蛋白在细胞表面遇见转铁蛋白受体时,会与之结合,通过受体介导的胞饮作用运输到细胞内囊泡。囊泡 pH 通过氢离子泵降至 5.5 左右,导致转铁蛋白释放铁离子,受体在胞饮作用周期内被运回细胞表面,准备铁吸收下一个循环。每一个转铁蛋白分子可携带两个铁离子。编码转铁蛋白的基因位于染色体 3q21 上。在铁缺乏和铁超负荷疾病时,可检查血清转铁蛋白。转铁蛋白主要存在于血浆中,在健康人粪便中几乎不存在,而在消化道出血的粪便中大量存在。同时,转铁蛋白稳定性明显高于血红蛋白。针对上消化道出血,在检测血红蛋白的同时检测转铁蛋白,能减少假阴性。用两种免疫学方法同时检测两种抗原,能起到互补作用。当血红蛋白被破坏时,转铁蛋白作为补充检测手段,是临床判断是否存在出血最有价值的方法,对鉴别消化道出血部位也有临床意义。

二、粪脂定量

粪脂定量检测是脂肪泻决定性试验。尽管该化学试验可确认饮食脂肪量的异常,但不能鉴别排泄增加的原因。标本收集前 3 天,包括标本收集期间,患者应控制每天脂肪摄入量在 100～150 g/d,并应停用泻药、合成脂肪替代品(如零卡油)、无脂肪营养品等。收集标本期间应避免矿物油、润滑剂或乳脂对标本的污染,这会导致假阳性结果。

收集标本期间,患者将 2～3 天所有粪便收集至一个大的预称重的容器中(如油漆罐)。在实验室内,全部粪便被称重和搅匀(如使用机械混匀器)。匀质化粪便标本采用称重法、滴定分析法或核磁共振光谱法进行脂含量分析。称重法和滴定分析法使用溶剂萃取粪便标本中的脂质。在滴定分析法中,甘油三酯和肥皂在萃取之前被转化成脂肪酸。脂肪酸合成解决方案是萃取和用氢氧化钠滴定。因为滴定分析法不能完全覆盖中链脂肪酸,测量约占总粪脂含量的80%。相反,称重法提取和定量所有的粪脂。在核磁共振光谱法中,粪便标本首先用微波干燥,然后用氢核磁共振光谱法分析,该法快而准,与称重法获得结果可进行比较。

粪脂含量以每天排泄多少克脂肪报告,正常成人每天排泄 2～7 g/d。如脂肪排泄量处于临界,或没有采用(如儿童)标准脂肪饮食(100～150 g/d),需得到一个系数或脂肪残留比例。为决定该参数,需仔细记录饮食摄入量,计算公式如下:脂肪残留比例=(饮食脂肪－粪脂)/饮食脂肪×100。正常情况下,3 岁及以上儿童和成人至少吸收 95%消化饮食脂肪,吸收率<95%提示有脂肪泻。

三、胎儿血红蛋白检测

此试验即 Apt 试验。来自新生儿粪便、呕吐或者胃管的血液需要调查。这个血液可以来自婴儿消化道或者可能是分娩期间摄取的母体的血液。区别这两个来源是重要的。可以做一个基于抗碱胎儿血红蛋白的血源定性评估。

标本必须包含新鲜的红色血液,如新鲜带血的粪便或被污染的带血的尿布。不能接受黑色的柏油样粪便,因为血红蛋白已转化为血红素。使用胎儿血红蛋白检测时,用水制作标本(如粪便、呕吐物、胃管液)的混悬液,离心去除带有微粒的粉红色上清液。将 5 mL 粉红色上清液转入两个试管中。第一管作为第二管或碱性管颜色变化的参考。往碱性管中加入 1 mL 氢氧化钠(0.25 mol/L),混匀试管,至少两分钟后观察液体颜色变化。如果两分钟内最初的粉红色变化为黄色或者棕色,则样品中的血红蛋白是成人血红蛋白。如果仍保持粉红色,则为胎儿血红蛋白。注意每次检测样品必须同时检测质控品。阳性质控品可以用婴儿外周血或脐带血制备,阴性质控品可以用成人血液标本制备。

四、粪便碳水化合物

当小肠内双糖转化为单糖的酶(双糖酶)不足或缺乏时,双糖就不被吸收,从而进入大肠。因为这些没有水解的双糖是有渗透活性的,可导致大量的水滞留在肠腔内,造成渗透性腹泻。

遗传性双糖酶缺乏不常见,但必须在腹泻体重减轻的婴儿中被考虑和排除。由疾病(如乳糜泻、热带脂肪泻)或者药物(如口服新霉素、卡那霉素)引起的继发性的双糖酶缺乏是一种获得性的疾病,通常影响 1 个以上双糖,且只是临时的。成人乳糖不耐受症常见,尤其在非洲和亚洲人群中。这些人在儿童期时可以充分消化乳糖,但当他们成年时,就渐渐丧失消化乳糖的能力。因此,这些患者乳糖的摄取导致胃肠胀气和突发性腹泻。肠腔内肠道细菌发酵乳糖导致这些双糖酶缺陷的临床表现。发酵的结果是导致产生大量的肠道气体和特征性 pH 下降的(5.0~6.0)腹泻性粪便。正常情况下,由于胰腺和其他肠道分泌物的原因,粪便是碱性的。用 pH 试纸检测腹泻粪便的上浮物,可以快速获得定性的粪便pH。使用尿糖检测试纸也可筛选腹泻粪便中碳水化合物的存在(或糖的减少)。尽管制造商不主张尿糖检测试纸用于粪便检测,但是它在粪便还原物质检测的用途广泛且有文献记载。为了进行粪便中糖类的试纸检测,需要将腹泻粪便的上浮液 1∶3 稀释。粪便还原物质的排出超过250 mg/dL被认为是异常的。糖试纸检测阳性提示有还原物质存在,但不确定这个物质有分泌。注意这个方法不能检测蔗糖,因为蔗糖不是还原性的糖。要定量或特异性的确认粪便中的糖,必须使用色谱分析或者特殊的化学方法。

决定一种肠道酶缺乏(如乳糖酶缺乏)最常用的诊断试验为肠上皮特异性的组织化学检查。一种较方便的方法是使用特殊的糖(如乳糖、蔗糖)做口服耐量试验。这种口服耐量试验包含由患者摄入一种特殊双糖(如乳糖、蔗糖)的测量计量。如果患者有足量的适当的肠道双糖酶(如乳糖酶),双糖(如乳糖)就会水解成相应的单糖(如葡萄糖和半乳糖),而这些单糖被吸收入患者的血液中。血糖增加超过患者固定血糖水平 30 mg/dL 以上提示酶活性(如乳糖酶)充足;血糖增加低于患者固定血糖水平 20 mg/dL 以上提示酶活性缺乏。

当肠道吸收不充分时,粪便中也可以有糖出现。要区分糖吸收不良和糖消化不良,需做木糖吸收试验。木糖是一种不依赖于肝脏或胰腺作用来消化且易在小肠被吸收的戊糖。正常情况下,血液中戊糖不以显著性水平存在,且机体不易代谢。另外,木糖容易通过肾小球过滤屏障而随尿排出。木糖吸收试验是指患者摄入一定剂量的木糖,随后收集一个两小时血液标本和一个 5 小时尿液标本。测量血液和尿液中木糖浓度。依据最初口服剂量的大小,成人正常分泌量至少占木糖消化剂量的 16%。

五、粪便乳铁蛋白

乳铁蛋白是在中性粒细胞颗粒中的一种铁结合糖蛋白,存在于各种分泌液中,包括母乳。它的名字来源于它存在于母乳中,它的结构又同源于转铁蛋白。乳铁蛋白在先天性的免疫防御中起着广泛作用。以中性粒细胞积聚为特征的肠道炎症导致粪便乳铁蛋白水平升高。相反,单核细胞和淋巴细胞浸润不会导致粪便乳铁蛋白水平升高,因为这些细胞类型不表达乳铁蛋白。

相对于肠道炎症的其他粪便生物标志物,包括粪白细胞、髓过氧化物酶和白细胞酯酶,乳铁蛋白的主要优点在于它的升高是稳定的。乳铁蛋白相对抵抗冻融循环和蛋白水解,体外 4 ℃保存可稳定两周,尽管在急性胃肠感染诊断方面这个性能的用处尚不清楚。

六、系统性炎症标志物

C 反应蛋白和红细胞沉降率是两个描述系统性炎症的首选标志物。虽然这两个炎症标志物已被广泛普及,且容易操作,但是它们缺乏特异性,限制了它们作为感染性胃肠炎标志物的使用。

C 反应蛋白是由肝脏相应代表宿主部分炎症反应的白细胞介素-6 而合成。它是一种急性时相反应物,它的部分功能通过激活补体途径体现。20 世纪 30 年代,人们首次在急性感染不同具有肺炎链球菌多聚糖病原的人类血清中检测到。C 反应蛋白可用几种免疫方法检测。根据 2014 年美国病理学家学会心脏危险能力验证调查结果显示,免疫比浊法是如今最普遍使用的方法。近年来高敏 C 反应蛋白试剂盒已被独立研发出来;通过混合患者血清与包被 C 反应蛋白抗体的乳胶颗粒来检测。血清中 C 反应蛋白引起乳胶颗粒凝集,导致可通过浊度测定浑浊,且与 C 反应蛋白浓度成比例。C 反应蛋白检测既准确又便宜,且可在 1 小时内完成。C 反应蛋白作为胃肠道炎症标志物的应用,主要在儿科进行研究。有关儿童的很多研究评价了血清 C 反应蛋白在区别细菌性和病毒性,尤其是轮状病毒引起的胃肠炎中的作用。在这些研究中,C 反应蛋白 ROC 曲线下的面积为 0.75～0.91,敏感度为 54%～92%,特异性为 52%～89%。

相比之下,3 项成人胃肠炎的研究表明,C 反应蛋白 ROC 曲线下面积为 0.75～0.91,诊断细菌性胃肠炎的敏感性为 82%～85%,特异性为 55%～85%。

因此,成人和儿童的 C 反应蛋白数据相似,且 C 反应蛋白在区别细菌性和病毒性胃肠炎的特定临床处理中可能有适度的效用。尽管 C 反应蛋白是一个相对敏感的炎症标志物,但是它缺乏特异性,因为它不能区分组织源性的炎症,也不能明确炎症激发因素是自身免疫因素还是感染因素,更不能区分感染病原是细菌病毒。

像 C 反应蛋白一样,红细胞沉降率由 Edmund Biernacki 于 1897 年首先描述,是一个非特异性的炎症标志物。红细胞沉降率是 1 小时内红细胞在玻璃圆柱体内的下降率;然而,近年来使用离心的方法在 5 分钟内产生类似的结果。促使沉降的主要血浆因素是纤维蛋白原,一种急性时相反应物,而红细胞的静电电荷或 Z 电位是主要抗沉降的物质。红细胞沉降率可在各种促炎条件下延长,包括自身免疫性疾病和感染,而红细胞沉降率减少可能见于某些遗传性红细胞缺陷和充血性心力衰竭。因为使用方便、周转时间快及与系统性炎症相关,红细胞沉降率已被评价为胃肠炎的一种标志物。

至少 4 项研究中 3 个有关儿童的研究已比较了红细胞沉降率在区别细菌性和病毒性胃肠炎中的诊断价值。在这些研究中,假如细菌感染红细胞沉降率更高,ROC 曲线下面积为 0.57～0.84。而在所有 4 项研究中,C 反应蛋白在 ROC 曲线下面积更大,提示红细胞沉降率在区别细菌性和病毒性胃肠炎方面更逊色些。

尽管红细胞沉降率使用历史悠久,但其临床意义非常有限。首先,红细胞沉降率可能因性别、年龄、怀孕、血清免疫球蛋白浓度、红细胞形状与浓度,以及干扰物质而不同;其次,炎症反应的变化与红细胞沉降率的变化不同步,红细胞沉降率改变明显滞后,不如 C 反应蛋白。这些因素限制了红细胞沉降率的再现性和预测值,使得它在大多数处理中不如 C 反应蛋白有用。

七、血清因子

细胞因子的检测被公认为是提示胃肠炎的病原体是细菌还是病毒的有用的生物标志物。另外建议细胞因子浓度可以作为鉴别患者感染胃肠道病原体的广泛的标志物。已经评估了几个血清标本中的细胞因子,包括白细胞介素-6、白细胞介素-8、α 干扰素、γ 干扰素和肿瘤坏死因子。这些细胞因子在介导和调节细菌和病毒感染的免疫系统应答中起各种重要作用。商品化试剂可用于血清标本细胞因子的检测。

几项研究聚焦于应用细胞因子诊断儿童细菌和病毒胃肠道感染。Yeung 和他的同事评估了 118 位患者(包括 75 位细菌感染和 43 位病毒感染者)标本,检测了白细胞介素-6、白细胞介素-8、α 干扰素和肿瘤坏死因子的浓度。与病毒感染者相比,细菌感染者血清中的白细胞介素-6 和白细胞介素-8 浓度显著升高。白细胞介素-6 灵敏度和特异性为 75% 和 91%,而白细胞介素-8 的值较低,分别为 46% 和 71%。然而,血清中 α 干扰素和肿瘤坏死因子在区别细菌和病毒胃肠道感染的评估灵敏度和特异性更低。有关白细胞介素-6 的这些发现与较小样本人群的其他研究报道相似,敏感度为 79%,特异性为 86%。血清白细胞介素-8 在区分病原体类型方面的应用同样发现其具有较低的敏感度(50%)和特异性(67%)。两项独立研究中,血清白细胞介素-10 浓度的分析提示,与健康对照人群相比,无论是细菌还是病毒感染患者,白细胞介素-10 均显著升高,但是不能可靠的区分病毒和细菌感染。与 Yeung 和他同事的大样本研究相反,另 1 项研究(分析 17 例患者病毒性胃肠炎阳性和 14 例患者细菌性胃肠炎阳性)说明血清肿瘤坏死因子浓度在区分病原体中的敏感度为 78%,特异性为 88%。

用于病原体区分的血清细胞因子评价的研究没有概括证明成人血清白细胞介素-6 效用的数据。然而,Weh 和他的同事发现与细菌感染相比,病毒感染时成人血清 γ 干扰素显著升高,但是敏感度为 67%,特异性为 63%,使用 γ 干扰素作为病原体区别的方法在常规临床使用中是次要选择的。

区别细菌和病毒胃肠道感染的细胞因子水平的定量分析,还应通过研究获得相同结果予以确认。在某种程度上,许多研究动力不足,这是复杂的事实,血清细胞因子在系统性感染或炎症条件下升高,而在胃肠道感染诊断的情况下可能会特异性地下降。

八、粪便钙网蛋白

钙网蛋白是由 S100A8 和 S100A9 组成的异二聚体蛋白复合物,存在于中性粒细胞、单核细胞和巨噬细胞内,通过胃肠道细菌与钙和锌结合。钙网蛋白约占中性粒细胞胞质蛋白的 60%,在中性粒细胞激活部位大量流入。粪便钙网蛋白水平与炎症性肠病患者粪便中铟标记的中性粒细胞浸润相关性较好。粪便钙网蛋白在室温可稳定 7 天,且不被细菌降解。因此,无须特殊标本运送和防腐。

健康人钙网蛋白水平与年龄成反比,年轻人、健康婴儿水平较高。粪便钙网蛋白在炎症性肠病患者中显著升高,且能用于炎症性肠病疗效监测。粪便钙网蛋白水平检测还能用于区分炎症性肠病和肠易激综合征。其他疾病也会导致粪便钙网蛋白水平升高,如囊性纤维化、克罗恩病、溃疡性结肠炎、胃肠道恶性肿瘤和风湿性关节炎。

细菌性胃肠炎患者粪便钙网蛋白水平也并不总是升高。丹麦的 1 项研究发现,粪便钙网蛋白水平升高的感染性胃肠炎患者中,99 名结肠弯曲菌培养呈阳性,140 名空肠弯曲菌培养呈阳性。其中,感染结肠弯曲菌患者相对感染空肠弯曲菌患者来说,症状更轻,粪便钙网蛋白平均浓度也更低,其中 41 名患者的钙网蛋白水平正常(<50 mg/kg)。

在对儿童病毒性和细菌性胃肠道感染患者的粪便钙网蛋白水平研究中,有学者发现 153 名阳性患儿,其中 91 例为病毒性,62 例为细菌性;病毒感染者钙网蛋白水平(中位数为 89 μg/g)明显低于细菌感染者(中位数为 754 μg/g)。部分学者对感染患儿的研究也得出了类似结论,细菌感染者粪便钙网蛋白 ROC 曲线下面积为 0.95,诊断灵敏度为 93%,诊断特异性为 88%。还有学者发现成人细菌性胃肠道感染患者比病毒感染者粪便钙网蛋白水平显著升高,ROC 曲线下面积为 0.746,诊断灵敏度和特异性分别为 87% 和 65%。

综上所述,粪便钙网蛋白可能是一个除简明弯曲菌外的细菌性胃肠道感染的恰当标志物。但粪便钙网蛋白对病毒感染患者和已知能导致钙网蛋白潜在增高的胃肠道疾病来说不是一个好的标志物。

第三节　粪便的有形成分检验

一、直接涂片镜检

(一)操作

(1)洁净玻片上加等渗盐水 1~2 滴,选择粪便的不正常部分,或挑取不同部位的粪便做直接涂片检查。

(2)制成涂片后,应覆以盖玻片。涂片的厚度以能透过印刷物字迹为度。

(3)在涂片中如发现疑似包囊,则在该涂片上于盖玻片边缘近处加 1 滴碘液或其他染色液,在高倍镜下仔细鉴别,如仍不能确定时,可另取粪便做寄生虫检查。

(4)粪便脂肪由结合脂肪酸、游离脂肪酸和甘油三酯组成,经苏丹Ⅲ染液(将 1~2 g 苏丹Ⅲ溶于 100 mL 70%乙醇溶液)直接染色后镜检,脂肪呈较大的橘红色或红色球状颗粒,或呈小的橘红色颗粒。若显微镜下脂肪滴>60 个/HP,表明为脂肪泻。

(二)注意事项

(1)应注意将植物纤维及其细胞与寄生虫、人体细胞相鉴别,并应注意有无肌纤维、结缔组织、弹力纤维、淀粉颗粒、脂肪小滴等。若大量出现,则提示消化不良或胰腺外分泌功能不全。

(2)细胞中应该注意红细胞、白细胞、嗜酸性粒细胞(直接涂片,干后用瑞氏染色)、上皮细胞和巨噬细胞等。

(三)临床意义

1.白细胞

正常粪便中不见或偶见。小肠炎症时,白细胞数量不多(<15 个/HP),均匀混合于粪便中,且细胞已被部分消化,难以辨认。结肠炎症,如细菌性痢疾时,白细胞大量出现,可见白细胞呈灰白色,胞质中充满细小颗粒,核不清楚,呈分叶状,胞体肿大,边缘已不完整或已破碎,可见成堆出现的脓细胞。若滴加冰醋酸,胞质和核清晰可见。变应性肠炎、肠道寄生虫病(阿米巴痢疾或钩虫病)时,还可见较多的嗜酸性粒细胞,同时常伴有夏科-莱登结晶。

2.红细胞

正常粪便中无红细胞。上消化道出血时,红细胞多因胃液及肠液而破坏,可通过隐血试验予以证实。下消化道炎症(如细菌性痢疾、阿米巴痢疾、溃疡性结肠炎)、外伤、肿瘤及其他出血性疾病时,粪便中可见到多少不等的红细胞。在阿米巴痢疾的粪便中以红细胞为主,成堆存在,并有破碎现象。在细菌性痢疾时,红细胞少于白细胞,常分散存在,形态多正常。

3.巨噬细胞

正常粪便中无巨噬细胞。胞体较中性粒细胞大,核形态多不规则,胞质常有伪足状突起,内常吞噬有颗粒或细胞碎屑等异物。粪便中出现提示为急性细菌性痢疾,也可见于急性出血性肠炎或偶见于溃疡性结肠炎。

4.肠黏膜上皮细胞

整个小肠和大肠黏膜的上皮细胞均为柱状上皮细胞。在生理情况下,少量脱落的上皮细胞大多被破坏,故正常粪便中不易发现。当肠道发生炎症,如霍乱、坏死性肠炎等时,上皮细胞增多。假膜性肠炎时,粪便的黏膜块中可见到数量较多的肠黏膜柱状上皮细胞,多与白细胞共同存在。

5.肿瘤细胞

乙状结肠癌、直肠癌患者的血性粪便中涂片染色,可见到成堆的癌细胞,但形态多不典型,判断较难。

6.夏科-莱登结晶

夏科-莱登结晶为无色或浅黄色两端尖而透明、具有折光性的菱形结晶,大小不一。常见于肠道溃疡,尤以阿米巴感染粪便中最易检出。变应性腹泻及钩虫病患者粪便亦常可见到。

7.细菌

细菌占粪便净重的1/3,小肠正常菌群以乳酸杆菌、肠球菌和类白喉棒状杆菌等为主,大肠正常菌群以厌氧菌为主,包括拟杆菌属、双歧杆菌、梭状芽孢杆菌、乳酸杆菌、厌氧链球菌等。正常菌群消失或比例失调可因大量应用抗生素所致,除涂片染色找细菌外,应采用不同培养基培养鉴定。

二、寄生虫检查

(一)常见寄生虫

消化道寄生虫的某些发育阶段可随粪便排出体外,如原虫滋养体、包囊、卵囊或孢子囊,蠕虫卵、幼虫、成虫或节片。常见的有以下几种。

1.原虫

溶组织内阿米巴、迪斯帕内阿米巴、结肠内阿米巴、哈门内阿米巴、微小内蜓阿米巴、布氏嗜碘阿米巴、人芽囊原虫、蓝氏贾第鞭毛虫、梅氏唇鞭毛虫、脆弱双核阿米巴、人毛滴虫、结肠小袋纤毛虫、隐孢子虫、圆孢子球虫、贝氏等孢球虫、毕氏肠微孢子虫、脑炎微孢子虫。

2.吸虫

华支睾吸虫卵、布氏姜片吸虫卵、肝片吸虫卵、横川后殖吸虫卵、异形吸虫卵。

3.绦虫

带绦虫卵、微小膜壳绦虫卵、缩小膜壳绦虫卵、阔节裂头绦虫卵。

4.线虫

蛔虫卵、蛲虫卵、钩虫卵、鞭虫卵、粪类圆线虫幼虫。

某些非肠道寄生虫的某一发育阶段可通过一定的途径进入肠道,随粪便排出,常见的有并殖吸虫卵和血吸虫卵。某些节肢动物的成虫或幼虫也可见于粪便标本。

（二）标本的采集、运送和保存

1.标本的采集

某些物质和药物会影响肠道原虫的检测，包括钡餐、矿物油、铋、抗菌药物（甲硝唑、四环素）、抗疟药物及无法吸收的抗腹泻制剂。当服用了以上药物或制剂后，可能在1周或数周内无法检获寄生虫。因此，粪便样本应在使用钡餐前采集。若已服用钡餐，采样时间需推迟5～10天；服用抗菌药物则至少停药两周后采集样本。为提高阳性检出率，推荐在治疗前送3份样本进行常规粪便寄生虫检查，3份样本应尽可能间隔1天送1份，或在10天内送检，并在运送途中注意保温。当粪便排出体外后，如不立即检查，滋养体推荐同1天或连续3天送检。严重水样腹泻的患者，因病原体可能因粪便被大量稀释而漏检，故在咨询医师后可增加1天内的送检样本数。

2.标本的运送

新鲜粪便样本应置于清洁、干燥的广口容器内，容器不能被水、尿液、粉尘污染。可疑诊断及相关的旅行史有助于实验室诊断，应尽量记录在申请单上。对于动力阳性的滋养体（阿米巴、鞭毛虫或纤毛虫），必须采用新鲜的样本，并在运送途中注意保温。当粪便排出体外后，滋养体不会再形成包囊，如不立即检查，滋养体可能会破裂；液体样本应在排出后30分钟内检查，软（半成形）样本可能同时含有原虫的滋养体和包囊，应在排出后1小时内检查；成形粪便样本只要在排出后的24小时内检查，原虫的包囊不会发生改变。大多数的蠕虫虫卵和幼虫、球虫卵囊和微孢子虫的孢子能存活较长时间。

3.标本的保存

如果粪便样本排出后不能及时检查，则要考虑使用保存剂。为了保持原虫的形态及阻止蠕虫虫卵和幼虫的继续发育，粪便样本可在排出后立刻放入保存剂，充分混匀后放置于室温。可供选择的保存剂有甲醛溶液、醋酸钠-醋酸-甲醛溶液、肖氏液和聚乙烯醇等。

（1）甲醛溶液：甲醛溶液是一种通用保存剂，适用于蠕虫虫卵和幼虫及原虫的包囊，易制备，保存期长。建议用5％浓度保存原虫包囊，10％浓度用于蠕虫虫卵和幼虫的保存。样本与甲醛溶液的比例为1:10。甲醛溶液水溶液只可用于样本湿片的检查，但对于肠道原虫的鉴定，湿片检查的准确性远低于染色涂片。甲醛溶液保存的样本不适用于某些免疫分析，也不适用于分子诊断。

（2）醋酸钠-醋酸-甲醛溶液：醋酸钠-醋酸-甲醛溶液保存的样本可用于浓集法和永久染色涂片，但虫体形态不如用含氯化汞固定剂的清楚。醋酸钠-醋酸-甲醛溶液保存期长,制备简单,但黏附性差,建议将标本涂于清蛋白包被的玻片上。可用于蠕虫虫卵和幼虫、原虫滋养体和包囊、球虫卵囊和微孢子虫孢子的保存。

醋酸钠-醋酸-甲醛溶液配方:醋酸钠 1.5 g,冰醋酸 2.0 mL,甲醛(37%～40%)4.0 mL,蒸馏水 92.0 mL。

(3)肖氏液:肖氏液用于保存新鲜粪便样本或者是来自肠道黏膜表面的样本,能很好地保持原虫滋养体和包囊的形态。永久染色涂片可用固定后的样本制备,不推荐用于浓集法。液体或黏液样本的黏附性差。该溶液含氯化汞,丢弃废物注意避免环境污染。

肖氏液的配制:氯化汞 110 g、蒸馏水 1 000 mL 置于烧杯中煮沸至氯化汞溶解(最好在通风橱中进行),静置数小时至结晶形成,为饱和氯化汞水溶液。饱和氯化汞水溶液 600 mL 和 95%乙醇 300 mL 混合为肖氏液的储存液,临用前每100 mL 储存液中加入 5 mL 冰醋酸。

(4)聚乙烯醇:聚乙烯醇是一种合成树脂,通常将其加入肖氏液使用。当粪便-聚乙烯醇混合物涂于玻片时,由于聚乙烯醇的存在,混合物可以很好地黏附在玻片上,固定作用由肖氏液完成。聚乙烯醇的最大优点在于可制备永久染色涂片。聚乙烯醇固定液也是保存包囊和滋养体的推荐方法,并且可将样本以普通邮件的方式从世界的任何地方邮寄到实验室进行检查。聚乙烯醇对于水样便尤其适用,使用时聚乙烯醇和样本的比例是 3∶1。含聚乙烯醇的样本不能用于免疫分析,但适用于聚合酶链反应分析。

聚乙烯醇固定液:聚乙烯醇 10.0 g,95%乙醇 62.5 mL,饱和氯化汞水溶液125.0 mL,冰醋酸10.0 mL,甘油 3.0 mL。将各液体成分置烧杯中混匀,加入聚乙烯醇粉末(不要搅拌),用大培养皿或锡箔盖住烧杯放置过夜,待聚乙烯醇吸收水分。将溶液缓慢加热至 75 ℃,移开烧杯,摇动混合30秒至获得均一、略带乳白色的溶液。

(三)常用检验方法

粪便样本是实验室诊断寄生虫感染的最常见样本,可以通过直接涂片法、浓集法及永久染色法 3 个独立的步骤对每个样本进行检查。直接涂片法要求新鲜粪便,可以检获活动的原虫滋养体、原虫包囊、蠕虫虫卵和幼虫;浓集法可提高原虫包囊、球虫卵囊、微孢子虫孢子及蠕虫虫卵和幼虫的检出率,有沉淀法和浮聚法;永久染色法更易于进行肠道原虫的鉴定。

1.直接涂片法

常用方法有生理盐水涂片法和碘液染色涂片法,前者适用于蠕虫卵和原虫滋养体的检查,后者适用于原虫包囊的检查。

(1)操作:在洁净的载玻片中央加 1 滴生理盐水,用竹签挑取绿豆大小的粪便,在生理盐水中调匀涂开,涂片厚度以透过玻片可隐约辨认书上字迹为宜,盖上盖玻片镜检。先在低倍镜下按顺序查找,再换用高倍镜观察细微结构。检查原虫包囊时,以碘液代替生理盐水,或在生理盐水涂片上加盖玻片,然后从盖玻片一侧滴碘液 1 滴,待其渗入后再观察。

(2)注意事项:①直接涂片法操作简便,但易漏诊,每份标本应做 3 张涂片以提高检出率;②虫卵鉴定的依据包括形状、大小、颜色、卵壳、内含物及有无卵肩、小钩、小棘等特殊结构,要与粪便残渣、食入的酵母菌、花粉、植物纤维等区别;③检查滋养体时涂片方法同上,涂片宜薄;④粪便应在排出后立即送检,注意保温;⑤黏液血便中虫体较多,可观察滋养体伪足或鞭毛的活动;⑥碘液配制:碘化钾 4 g 溶于 100 mL 蒸馏水中,加入碘 2 g 溶解后贮存于棕色瓶中备用。

2.定量透明法

(1)操作:用于多种蠕虫卵的定量检查。应用改良聚苯乙烯作为定量板,大小为 40 mm×30 mm×1.37 mm,模孔为一长圆孔,孔径为 8 mm×4 mm,两端呈半圆形,孔内平均可容纳粪样 41.7 mg。操作时将 100 目/寸的尼龙网或金属筛网覆盖在粪便标本上,自筛网上用刮片刮取粪便。将定量板置于载玻片上,用手指压住定量板的两端,将自筛网上刮取的粪便填满模孔,刮去多余的粪便。掀起定量板,载玻片上留下一长条形的粪样。将浸透甘油-孔雀绿溶液的玻璃纸(5 cm×2.5 cm)覆盖在粪样上,用胶塞轻轻加压,使粪样展平铺成一长椭圆形,25 ℃经 1～2 小时粪便透明后即可镜检,观察并记录粪样中的全部虫卵数。将虫卵数乘以 24,再乘以粪便性状系数(成形便 1、半成形便 1.5、软湿便 2、粥样便 3、水泻便 4),即为每克粪便虫卵数。

(2)注意事项:①保证粪样新鲜、足量;②掌握粪膜的厚度和透明的时间,其对虫卵的辨认非常重要,钩虫卵不宜透明过久;③玻璃纸的准备:将亲水性玻璃纸剪成 30 mm×22 mm 的小片,浸于甘油-孔雀绿溶液(甘油 100 mL,3%孔雀绿水溶液 1 mL,水 100 mL)中至少 24 小时,直至玻璃纸呈绿色。

3.沉淀法

(1)操作:具体如下。①自然沉淀法:利用比重较水大的蠕虫卵和原虫包囊可沉积于水底的原理,以提高检出率。取粪便 20～30 g,加水制成悬液,经 40～60 目金属筛过滤至 500 mL 锥形量杯中,用水清洗筛上残渣,量杯中加水接近杯口,静置25～30 分钟。倾去上层液体,再加水。每隔 15～20 分钟换水 1 次,重复操作3~4次,直至上层液澄清为止。倾去上清液,取沉渣涂片镜检。若检查原虫包囊,换水间隔时间宜延长至6~8小时。②离心沉淀法:取粪便约5 g,加水10 mL调匀,双层纱布过滤后转入离心管中,1 500~2 000 r/min离心1~2分钟。倾去上液,加入清水,再离心沉淀。重复3~4次,直至上液澄清为止。最后倾去上液,取沉渣镜检。此法可查蠕虫卵和原虫包囊。③醛醚沉淀法:取粪便1~2 g,加水10~20 mL调匀,将粪便混悬液经双层纱布过滤于离心管中,1 500~2 000 r/min离心2分钟;倒去上层粪液,保留沉渣,加水混匀,离心;倒去上液,加10%甲醛7 mL。5分钟后加乙醚3 mL,充分摇匀后离心,可见管内自上而下分为4层,即乙醚层、粪便层、甲醛层、微细粪渣层。取底部粪渣镜检。

(2)注意事项:①对比重较轻的虫卵,如钩虫卵,用自然沉淀法效果不佳;②醛醚沉淀法浓集效果好,不损伤包囊和虫卵,易于观察和鉴定,但对布氏嗜碘阿米巴包囊、贾第鞭毛虫包囊及微小膜壳绦虫卵等的效果较差。

4.浮聚法

(1)操作。①饱和盐水浮聚法:利用某些蠕虫卵的比重小于饱和盐水(比重1.18~1.20),虫卵可浮于水面的原理。取粪便约1 g置浮聚瓶(高35 mm,内径20 mm)中,加入少量饱和盐水,充分搅匀后加入饱和盐水至液面稍凸出于瓶口而不溢出。在瓶口覆盖一洁净载玻片,静置15~20分钟,将载玻片垂直提起并迅速翻转向上、镜检。适用于检查线虫卵、带绦虫卵及微小膜壳绦虫卵,以检查钩虫卵效果最好,不适用于检查吸虫卵和原虫包囊。②硫酸锌浮聚法:取粪便约1 g,加清水约10 mL,充分搅匀,用2~3层纱布过滤,置离心管,2 500 r/min离心1分钟,弃去上清液,加入清水混匀离心,反复洗涤3~4次至水清,最后1次弃上清液后,在沉渣中加入33%的硫酸锌液(比重1.18)至距管口约1 cm处,离心1分钟。用金属环取表面的粪液于载玻片上,加碘液1滴,镜检。主要用于检查原虫包囊、球虫卵囊、线虫卵和微小膜壳绦虫卵。

(2)注意事项:①使用饱和盐水浮聚法时,大而重的蠕虫卵(如未受精蛔虫卵)或有卵盖的虫卵(吸虫卵和某些绦虫卵)在比重<1.35的漂浮液中不能达到最佳的漂浮效果,在这种情况下,表面层和沉淀物均应进行检查;②硫酸锌浮聚法在操作完成后应立即取样镜检,如放置时间超过1小时,可能发生病原体形态改变而影响观察。取标本时,用金属环轻触液面即可,切勿搅动。

5.永久染色法

永久染色法可对湿片中发现的可疑物进行确认,以及鉴定在湿片中未发现的原虫。其他的来自肠道的样本,如十二指肠吸取物或引流液,肠检胶囊法获得的黏液,乙状结肠镜获得的样本,也可用永久染色法检查原虫。多种染色方法可用,最常用的是铁-苏木素染色法和三色染色法。

(1)操作。①铁-苏木素染色法:用于除球虫和微孢子虫以外的其他常见肠道原虫滋养体和包囊的鉴定。新鲜粪便标本、含聚乙烯醇的固定标本、保存在肖氏液或醋酸钠-醋酸-甲醛溶液中的标本均可用铁-苏木素染色。将制备好的玻片于70%乙醇中放置5分钟(若使用了含汞固定剂,需接着将玻片在含碘70%乙醇中放置5分钟,然后再放入70%乙醇中5分钟),用流水冲洗10分钟,然后将玻片置于铁-苏木素工作液中5分钟。着色后,用流水再次冲洗10分钟,将玻片依次放入70%乙醇、95%乙醇、100%乙醇(两次)、二甲苯(或者替代品)中,每种试剂放置5分钟;加中性树胶封片剂和盖玻片。推荐使用油镜镜检,至少检查300个视野。铁-苏木素染色液:溶液1,苏木素(晶体或粉末)10 g,乙醇1 000 mL。将溶液放入透明带塞的瓶中,室温光亮处放置至少1周使其成熟。溶液2,硫酸铵亚铁10 g,硫酸铵铁10 g,浓盐酸10 mL,蒸馏水1 000 mL。将溶液1和溶液2等体积混合。工作液应每周更换以保证新鲜。含碘70%乙醇:制备储存液,将碘晶体加入70%乙醇中,直至溶液颜色呈深色(1～2 g/100 mL)。使用时以70%乙醇稀释储存液直至溶液颜色呈深红棕色或深茶色。当颜色符合要求时,不必更换工作液。更换时间取决于染色涂片的数量和容器的大小(1周至几周)。②三色染色法:用聚乙烯醇固定的粪便标本或肖氏液保存的样本可使用Wheathley三色染色。新鲜标本涂片后立即放入肖氏固定液中至少30分钟。涂片厚度以透过玻片可以看到书上的字迹为宜。将制备好的玻片于70%乙醇中放置5分钟,若使用含汞固定剂,先将玻片在含碘70%乙醇中放置1分钟(新鲜标本)或10分钟(聚乙烯醇固定风干的标本)。然后再将玻片放在70%乙醇中5分钟(两次)。在三色染色液中放置10分钟,然后用含醋酸90%乙醇冲洗1～3秒。将玻片在100%乙醇中多次浸泡,然后放入100%乙醇3分钟(两次),再放入二甲苯中5～10分钟(两次)。加中性树胶封片剂和盖玻片。过夜晾干或放于37 ℃ 1小时,油镜观察。三色染色液:铬变蓝0.6 g,亮绿0.3 g,磷钨酸0.7 g,冰醋酸1.0 mL,蒸馏水100 mL。制备的染液呈紫色,室温保存,保存期为24个月。含碘70%乙醇:制备同铁-苏木素染色法。含醋酸90%乙醇:90%乙醇99.5 mL,醋酸0.5 mL,混合。

(2)结果判定:当涂片充分固定且染色操作正确时,原虫滋养体的胞质染成蓝绿色,有时染成淡紫色,包囊染成更淡一些的紫色,胞核和内含物(棒状染色体、红细胞、细菌和棱锥体)呈红色,有时呈淡紫色。背景通常染成绿色。

（3）注意事项：①用于质量控制的粪便样本可以是含有已知原虫的固定粪便样本或是用聚乙烯醇保存的加入棕黄层的阴性粪便样本。②用阳性聚乙烯醇样本制备的质控涂片或含有棕黄层细胞的聚乙烯醇样本制备的涂片进行室内质控。新配染液或每周至少 1 次进行室内质控。③若二甲苯变成云雾状或装有二甲苯的容器底有水积聚，应弃去旧试剂，清洗容器，充分干燥，并更换新的 100％乙醇和二甲苯。④所有的染色盘应盖盖子以防止试剂蒸发。⑤铁-苏木素染色法和三色染色法不易识别隐孢子虫和环孢子虫卵囊，建议使用抗酸染色或免疫测定试剂盒检查。

6.改良抗酸染色法

改良抗酸染色法可鉴定微小隐孢子虫、贝氏等孢球虫。新鲜标本、甲醛溶液固定标本均可使用，其他类型的标本，如十二指肠液、胆汁和痰等都可以染色。

（1）操作：具体如下。①滴加第 1 液于晾干的粪膜上，1.5～10 分钟水洗；滴加第 2 液，1～10 分钟水洗；滴加第 3 液，1 分钟后水洗，待干；置显微镜下观察。推荐使用油镜镜检，至少检查 300 个视野。②染液配制：具体如下。苯酚复红染色液（第 1 液）：碱性复红 4 g 溶于 20 mL 95％乙醇，苯酚（石炭酸）8 mL 溶于 100 mL 蒸馏水，混合两种溶液；10％硫酸（第 2 液）：纯硫酸10 mL，蒸馏水 90 mL（边搅拌边将硫酸徐徐倾入水中）；20 g/L 孔雀绿液（第 3 液）：20 g/L 孔雀绿原液 1 mL，蒸馏水 10 mL。

（2）结果判定：背景为绿色，卵囊呈玫瑰红色，圆形或椭圆形。

（3）注意事项：每次染色都要用 10％甲醛溶液固定保存的含有隐孢子虫的样本作为阳性对照。

7.钩蚴培养法

（1）操作：加冷开水约 1 mL 于洁净试管（1 cm×10 cm）内。将滤纸剪成与试管等宽但较试管稍短的"T"形纸条，用铅笔书写受检者姓名或编号于横条部分。取粪便 0.2～0.4 g，均匀地涂抹在纸条的上 2/3 处，再将纸条插入试管，下端浸泡在水中，以粪便不接触水面为度。在20～30 ℃条件下培养。培养期间每天沿试管壁补充冷开水，以保持水面位置。3 天后用肉眼或放大镜检查试管底部。钩蚴在水中常蛇形游动，虫体透明。如未发现钩蚴，应继续培养观察至第 5 天。气温太低时，可将培养管放入温水（30 ℃）中数分钟后，再行检查。

（2）注意事项：根据钩虫卵在适宜条件下可在短时间内孵出幼虫的原理而设计。因不排除培养物中存在感染性丝状蚴的可能性，故在操作时需非常小心，并做必要的防护措施。

8.毛蚴孵化法

（1）操作：取粪便约 30 g，经自然沉淀法浓集处理后，取粪便沉渣镜检查虫卵，若为阴性，则将全部沉渣导入三角烧瓶内，加清水（去氯水）至瓶口，在 20～30 ℃的条件下经 4～6 小时孵育后，用肉眼或放大镜观察，如见水面下有针尖大小白色点状物做直线来往游动，即是毛蚴。如发现毛蚴，应用吸管吸出，在显微镜下鉴定。观察时应将烧瓶向着光源，衬以黑纸背景，毛蚴在接近液面的清水中。如无毛蚴，每隔 4～6 小时（24 小时内）观察 1 次。

（2）注意事项：依据血吸虫卵内的毛蚴在适宜温度的清水中，短时间内可孵出的特性而设计，适用于早期血吸虫病患者的粪便检查。①样本不能加保存剂，不能冷冻；②夏季室温高时，在自然沉淀过程中可能有部分毛蚴孵出，并在换水时流失，此时需用 1.2％盐水或冰水替代清水以抑制毛蚴孵出，最后 1 次才改用室温清水；③毛蚴孵化法的优点在于检出率高于浓集法，可根据孵化出的幼虫形态特点进行种属鉴定，获取大量幼虫用于研究，但操作相对复杂、耗时，目前临床实验室一般很少采用。

9.肛门拭子法

用于检查蛲虫卵和带绦虫卵，常用的方法有透明胶纸法和棉签拭子法。

（1）操作。①透明胶纸法：将宽 2 cm、长 6 cm 的透明胶纸贴压肛门周围皮肤，可用棉签按压无胶一面，使胶面与皮肤充分粘贴，然后将胶纸平贴于载玻片上，镜检。②棉签拭子法：将棉拭子在生理盐水中浸湿，挤去多余的盐水，在受检者肛门皱褶处擦拭，然后将棉拭子放入盛有生理盐水的试管中充分振荡，离心沉淀，取沉渣镜检。

肛周蛲虫成虫检查可在夜间待患儿入睡后检查肛门周围是否有白色小虫，可将发现的虫体装入盛有 70％乙醇的小瓶内送检。

（2）注意事项：两种方法以透明胶纸法效果较好，操作简便。若为阴性，应连续检查 2～3 天。

10.粪便标本成虫的检查

某些肠道寄生虫可自然排出或在服用驱虫药物后随粪便排出，通过检查和鉴定排出的虫体可作为诊断和疗效考核的依据。①肉眼可见的大型蠕虫或蝇蛆：可直接用镊子或竹签挑出置于大平皿内，清水洗净后置于生理盐水中观察。②小型蠕虫：可用水洗过筛的方法。收集患者 24～72 小时的粪便，加适量水搅拌成糊状，倒入 40 目铜筛中过滤，用清水轻轻地反复冲洗筛上的粪渣，直至流下的水澄清为止。将铜筛内的粪渣倒入大玻璃皿内，加少许生理盐水，其下衬以黑纸,用肉眼或放大镜检查有无虫体。获得的虫体可用肉眼、放大镜或解剖镜观察,根据虫体的大小、形状、颜色等进行鉴别。也可将虫体透明或染色后再进行鉴定。③猪肉绦虫和牛肉绦虫的孕节:置于两张载玻片之间,压平,对光观察其子宫分支情况后鉴定虫种。也可用注射器从孕节后端正中部的子宫孔注入碳素墨水或卡红染液,待子宫分支显现后计数鉴定。

(四)检验结果报告与解释

所有查见的寄生虫,包括卵、幼虫和成虫都应报告,并应报告所鉴定虫体的完整种名和属名。医学节肢动物的鉴别相对复杂,特别是其幼虫的鉴别难度较大,需要专家的帮助。实验室应能对常见重要医学节肢动物有一定的认识,并能进行初步的鉴定。

一般情况下,实验室对原虫和蠕虫可不予以定量,但需指出具体时期(如滋养体、包囊、卵囊、孢子、卵或幼虫)。若要定量,则标准应一致(表6-1)。检获人芽囊原虫(症状与感染数量可能有关)和鞭虫(轻症感染可不予以治疗)需要定量。

表 6-1 虫体定量

类别	定量	
	原虫	蠕虫
极少	2~5个/全片	2~5个/全片
少量	1/5~1个/高倍视野	1/5~1个/高倍视野
中等	1~2个/高倍视野	1~2个/高倍视野
多量	若干/高倍视野	若干/高倍视野

对夏科-莱登结晶应报告并定量。夏科-莱登结晶为菱形无色透明结晶,其两端尖长、大小不等、折光性强,是嗜酸性粒细胞破裂后嗜酸性颗粒相互融合而成。肺吸虫引起的坏死及肉芽肿及阿米巴痢疾患者的粪便中等可见到夏科-莱登结晶。

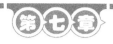

蛋白质检验

第一节 血浆蛋白质的功能和分类

一、血浆蛋白质的功能

血浆蛋白质有多方面的功能,具体如下。

(1)营养作用,修补组织蛋白。

(2)维持血浆胶体渗透压。

(3)作为激素、维生素、脂类、代谢产物、离子、药物等的载体。

(4)作为 pH 缓冲系统的一部分。

(5)抑制组织蛋白酶。

(6)一些酶在血浆中起催化作用。

(7)代谢调控作用。

(8)参与凝血与纤维蛋白溶解。

(9)作为免疫球蛋白与补体等免疫分子组成体液免疫防御系统。

二、血浆蛋白质的分类

血浆蛋白质的分类是一个较为复杂的问题。随着分离方法的进展和对血浆蛋白质功能了解的增多,可以从不同角度来进行归纳分类。最简单的是将血浆蛋白质分为清蛋白和球蛋白两大类。目前常见的血浆蛋白分类是通过电泳获得血浆蛋白质图谱的电泳分类法。而功能分类比较复杂,但有利于对血浆蛋白质进行研究。

(一)电泳分类法

利用醋酸纤维素薄膜电泳将血浆蛋白质分为清蛋白、α_1 球蛋白、α_2 球蛋白、β 球蛋白、丙种球蛋白5个主要区带,在分辨率高时 β 区带中还可分出 β_1 和 β_2 区带,有时甚至在 α_2 区带中又可分出两个区带。在琼脂糖凝胶电泳中,血浆蛋白质同样可分5个区带。如果采用聚丙烯酰胺凝胶电泳,在适当条件下可以分出30多个区带。近年来,免疫化学分析技术的进展,使许多血浆蛋白质,尤其是微量血浆蛋白质的检测成为可能,与电泳法结合可以为血浆蛋白质的分析和临床意义提供更有价值的资料。

(二)功能分类法

许多学者试图将血浆蛋白质按功能进行分类,如脂蛋白、免疫球蛋白、补体蛋白、凝血系统蛋白、纤溶系统蛋白、受体等。

第二节　血浆蛋白质的检测

临床上既测定血浆中的总蛋白,又测定不同类的蛋白质,如球蛋白。目前,特定蛋白或个别蛋白在机体某些疾病中的诊断作用也越来越受到人们的关注。

一、血清总蛋白

(一)生化及生理

血清总蛋白是血浆中全部蛋白质的总称,可利用不同的方法将其分离,其含量变化对临床疾病诊断和治疗监测具有重要临床意义。血清中的清蛋白、α_1 球蛋白、α_2 球蛋白、β 球蛋白、纤维蛋白原、凝血酶原和其他凝血因子等均由肝细胞合成。丙种球蛋白主要来自浆细胞。当肝脏发生病变时,肝细胞合成蛋白质的功能减退,血浆中蛋白质即会发生质和量的变化。临床上用各种方法检测血清蛋白的含量来协助诊断肝脏疾病,并作为疗效观察、预后判断的指标。

(二)检测方法

1.凯氏定氮法

经典的蛋白质测定方法。测得样品中氮含量后,根据蛋白质平均含氮量

16％计算蛋白浓度。该法结果准确性好、精密度高、灵敏度高，是公认的参考方法，目前用于标准蛋白质的定值和校正其他方法等，并适用于一切形态（固体和液体）的样品。但该法操作复杂、费时，不适合体液总蛋白常规测定，而且样品中各种蛋白质含氮量有一定的差异，尤其在疾病状态时差异可能更大，故本法不适于临床应用。

2.双缩脲法

两个尿素分子缩合后生成的双缩脲，可在碱性溶液中与铜离子作用形成紫红色的反应物；蛋白质中的连续肽键在碱性溶液中也能与铜离子作用产生紫红色络合物，因此，将蛋白质与碱性铜反应的方法称为双缩脲法。该法对各种蛋白质呈色基本相同，特异性和准确度好，且显色稳定性好，试剂单一，方法简便。该法灵敏度虽不高，但对血清总蛋白定量很适宜，胸腔积液、腹水中蛋白质含量多数＞10 g/L，基本上也能用该法测定，而对蛋白质浓度很低的其他体液，尤其是脑脊液和尿液，不是合适的定量方法。

3.染料结合法

在酸性环境下，蛋白质带正电荷，可与染料阴离子反应而产生颜色改变，常用染料有氨基黑、丽春红、考马斯亮蓝、邻苯三酚红钼等。前两种常作为血清蛋白电泳的染料。考马斯亮蓝常用于需更高呈色灵敏度的蛋白电泳中，也可用于尿液、脑脊液等样品的蛋白质定量测定，优点是鉴别、快速、灵敏，但比色杯对染料有吸附作用，在自动生化分析仪中无法很好地清洗（手工清洗常采用乙醇）。染料结合法均存在不同蛋白质与染料结合力不一致的问题。目前临床上最常用的是邻苯三酚红钼法。

4.比浊法

某些酸，如三氯乙酸、磺基水杨酸等能与蛋白质结合而产生微细沉淀，由此产生的悬浮液浊度大小与蛋白质的浓度成正比。该法的优点是操作简便、灵敏度高，可用于测定尿液、脑脊液等蛋白质浓度较低的样品；缺点是影响浊度大小的因素较多，包括加入试剂的手法、混匀技术、反应温度等，且各种蛋白质形成的浊度亦有较大的差别。目前临床上较多应用的是苄乙氯铵法。

5.酚试剂法

原理是运用蛋白质中酪氨酸和色氨酸使磷钨酸和磷钼酸还原为钨蓝和钼蓝。该法灵敏度较高。Lowry将酚试剂法进行了改良，先用碱性铜溶液与蛋白质反应，再将铜-肽键络合物中的酪氨酸和色氨酸与酚试剂反应，产生最大吸收在 745～750 nm 的颜色，使呈色灵敏度更为提高，达到双缩脲法的 100 倍左右，有利于检出较微量的蛋白质。各种蛋白质中酪氨酸和色氨酸的含量不同,如清蛋白含色氨酸0.2%,而球蛋白含色氨酸2%～3%,因此,本法不适合测定混合蛋白质,只适合测定单一蛋白质,如测定组织中某一蛋白质抽提物。该法易受还原性化合物的干扰,如带－SH的化合物、糖类、酚类等。

6.直接紫外吸收法

根据蛋白质分子在280 nm处的紫外吸光度值计算蛋白质含量。其原理是芳香族氨基酸在280 nm处有一吸收峰,可用于蛋白质的测定。因生物样品常混有核酸,核酸最大吸收峰为260 nm,在280 nm也有较强的吸收,因而测得的蛋白质浓度可采用两个波长的吸光度予以校正,即蛋白质浓度$(g/L)=1.45A_{280\,nm}-0.74A_{260\,nm}$。该法准确性受蛋白质分子中芳香族氨基酸的含量影响甚大,而且尿酸和胆红素在280 nm附近有干扰,所以不适合血清、尿液等组成复杂的体液蛋白质测定,常用于较纯的酶、免疫球蛋白等的测定。本法不加任何试剂且不需要任何处理,可保留制剂的生物活性,可回收全部蛋白质。

(三)标本要求与保存

采用血清或血浆,血清为首选,血浆用肝素或乙二胺四乙酸(EDTA)抗凝。标本量为1 mL,至少为0.5 mL。最好在4小时内分离血清/血浆。分离后标本在室温(25 ℃)、冷藏(4 ℃)或冷冻(－20 ℃)稳定保存14天。可反复冻融3次。

(四)参考区间

(1)血清:脐带血48～80 g/L。

(2)早产儿:36～60 g/L。

(3)新生儿:46～70 g/L。

(4)1周:44～76 g/L。

(5)7个月至1岁:51～73 g/L。

(6)1～2岁:56～75 g/L。

(7)＞2岁:60～80 g/L。

(8)成人(活动):64～83 g/L。

(9)成人(休息):60～78 g/L。

(10)＞60岁:比成人低0～2 g/L。

(五)临床意义

1.升高

脱水、水分摄取不足、腹泻、呕吐、静脉淤血、糖尿病酸中毒、发热、肠梗阻和穿孔、外伤、急性感染等;单核巨噬细胞系统疾病(球蛋白增多);多发性骨髓瘤、巨球蛋白血症、白血病等;慢性感染性疾病(球蛋白增多):细菌、病毒、寄生虫感染及关节炎等。

2.降低

血浆蛋白漏出:出血、溃疡、蛋白质尿、胃肠炎的蛋白漏出;营养不良(清蛋白减少):营养失调性疾病、低蛋白血症、维生素缺乏症、恶病质、恶性贫血、糖尿病、妊娠中毒等;肝功能障碍(清蛋白合成减少):肝硬化、肝癌、磷中毒等。

血清总蛋白存在生理变动:脐带血、新生儿等与成人比较约低 15 g/L,血浆总蛋白随年龄增长而增加,13～14 岁则达到成人水平,呈稳定的平衡状态,但随年龄老化有降低趋势。成人女性比男性低 1.0～2.0 g/L,妊娠中期会下降。

血清总蛋白含量正常者,并不表明其组分也正常,例如肝硬化患者往往呈现血浆清蛋白减少,而丙种球蛋白增加,两种因素相互抵消则血浆总蛋白仍处于正常范围。为了使其结果有临床意义,除测定总蛋白外,还需加测血红蛋白和血细胞比容或者循环血量,进行综合判断。

(六)影响因素

严重溶血、明显的脂血、高胆红素会引起蛋白质浓度的假性上升。检测前应离心去除样品中的沉淀。

二、清蛋白

(一)生化及生理

清蛋白是 580 个氨基酸残基的单链多肽,分子量为 66 300,分子结构中含 17 个二硫键,不含糖。在体液 pH ＝7.4 的环境中,清蛋白为负离子,每分子可以带有 200 个以上的负电荷。清蛋白由肝实质细胞合成,在血浆中其半衰期为 15～19 天,是血浆中含量最多的蛋白质,占血浆总蛋白的 57％～68％。各种细胞外液中均含微量的清蛋白;正常情况下清蛋白在肾小球中滤过量甚微,约为血浆中清蛋白量的 0.04％,即使如此,每天从肾小球滤过液中排出的清蛋白可达 3.6 g,为终尿中蛋白质排出量的 30～40 倍,由此可见,滤过液中多数清蛋白可被肾小管重新吸收。

其主要生理功能包括以下几方面。①血浆的主要载体蛋白:许多水溶性差的物质可以通过与清蛋白的结合而被运输,具有活性的激素或药物等一旦与清蛋白结合,则不呈现活性;这种结合是可逆性的,当清蛋白含量改变或血液 pH 等因素变化时,与清蛋白结合的激素和药物结合量发生改变,使其游离型含量也随之变化,从而导致生理活性增强或减弱。②维持血浆胶体渗透压:病理状态下,因为血浆清蛋白丢失或浓度过低,可引起水肿、腹水等症状。③具有缓冲酸碱的能力:蛋白质是两性电解质,含有许多$-NH_2$和$-COOH$基团;当血液偏酸时,以$-NH_3^+$和$-COOH$形式存在,当血液碱性过强时,则以$-NH_2$和$-COO^-$形式存在。④重要的营养蛋白:清蛋白可以在不同组织中被细胞内吞而摄取,其氨基酸用于组织修补。因疾病等致食物摄入不足或手术后的患者,常静脉给予清蛋白。

(二)检测方法

体液清蛋白浓度的测定方法包括电泳法、免疫化学法和染料结合法。电泳法只能测定其百分含量,乘以总蛋白浓度可得其浓度,用于清蛋白定量操作不方便,且精密度不如直接定量。免疫化学法包括免疫比浊法和放射免疫法等,这类方法特异性好、灵敏度高,且清蛋白易纯化,因而其抗血清容易制备,较适合于尿液和脑脊液等低浓度清蛋白的测定。血清中清蛋白浓度很高,以染料结合法最多用,其原理是阴离子染料溴甲酚绿或溴甲酚紫能与清蛋白结合,其最大吸收峰发生转移,溴甲酚绿与清蛋白反应形成的蓝绿色复合物在 630 nm 处有吸收峰,溴甲酚紫与清蛋白反应形成的绿色复合物在 603 nm 处有吸收峰。而球蛋白基本不结合这些染料。

(三)标本要求与保存

血清或血浆,血清为首选,血浆用肝素或 EDTA 抗凝。标本量为 1.0 mL,至少为 0.5 mL。最好在 45 分钟内分离血清/血浆。分离后标本在室温(25 ℃)、冷藏(4 ℃)或冷冻(−20 ℃)稳定保存 14 天。可反复冻融 3 次。

(四)参考区间

1.清蛋白随年龄有所变化

0～4 天为 28～44 g/L。4 天～14 岁为 38～54 g/L,此后下降。14～18 岁为 32～45 g/L。成人为 35～52 g/L。60～90 岁为 32～46 g/L。＞90 岁为 29～45 g/L。走动者比卧床者平均高 3 g/L。

2.医学决定水平

＞35 g/L 时正常。28～34 g/L 为轻度缺乏。21～27 g/L 为中度缺乏。＜21 g/L 则严重缺乏。＜28 g/L 时,会出现组织水肿。

(五)临床意义

血浆清蛋白增高仅见于严重脱水时,无重要的临床意义。低蛋白血症见于下列疾病。

1.清蛋白合成不足

严重的肝脏合成功能下降,如肝硬化、重症肝炎;蛋白质营养不良或吸收不良,血浆清蛋白受饮食中蛋白质摄入量影响,可作为个体营养状态的评价指标,但体内总量多、生物半衰期长,早期缺乏时不易检出。

2.清蛋白丢失

清蛋白在尿中丢失,如肾病综合征、慢性肾小球肾炎、糖尿病肾病、系统性红斑狼疮性肾病等;胃肠道蛋白质丢失,如肠道炎症性疾病时因黏膜炎症坏死等丢失;皮肤丢失,如烧伤及渗出性皮炎等。

3.清蛋白分解代谢增加

组织损伤,如外科手术和创伤;组织分解增加,如感染性炎症疾病等。

4.清蛋白的分布异常

如门静脉高压时,大量蛋白质,尤其是清蛋白从血管内漏入腹腔;肝硬化导致门静脉高压时,由于清蛋白合成减少和大量漏入腹水的双重原因,使血浆清蛋白显著下降。

5.无清蛋白血症

无清蛋白血症是极少见的遗传性缺陷,血浆清蛋白含量常低于 $1\,g/L$。但没有水肿等症状,部分原因可能是血管中球蛋白含量代偿性升高。

(六)影响因素

不能使用氟化物血浆;实验前需离心含沉淀物的标本。

三、α_1酸性糖蛋白

(一)生化及生理

α_1酸性糖蛋白主要由肝脏实质细胞合成,某些肿瘤组织也可合成。α_1酸性糖蛋白含糖约 45%,其中包括 $11\%\sim20\%$ 的唾液酸,是血清中黏蛋白的主要成分,黏蛋白是可以被高氯酸或其他强酸沉淀的一组蛋白质。α_1酸性糖蛋白是主要的急性时相反应蛋白,在急性炎症时增高,与免疫防御功能有关。

α_1酸性糖蛋白是主要的急性时相反应蛋白,在急性炎症时增高,与免疫防御功能有关。早期认为肝脏是合成 α_1酸性糖蛋白的唯一器官,近年来有证据认为某些肿瘤组织亦可以合成 α_1酸性糖蛋白。α_1酸性糖蛋白分解代谢首先是其唾液酸的分子降解而后蛋白质部分在肝中很快消失。α_1酸性糖蛋白可以结合利多卡因和普萘洛尔等,在急性心肌梗死时,α_1酸性糖蛋白作为一种急性时相反应蛋白升高后,使药物结合状态增加而游离状态减少,因而使药物的有效浓度也下降。

(二)检测方法

免疫比浊法。

(三)标本要求与保存

血清或血浆,肝素或 EDTA 抗凝。标本量为 1 mL,至少为 0.5 mL。分离后标本在室温(25 ℃)、冷藏(4 ℃)或冷冻(-20 ℃)稳定保存 14 天。可反复冻融 3 次。

(四)参考区间

$0.5\sim1.2$ g/L。

(五)临床意义

(1)α_1 酸性糖蛋白目前主要作为急性时相反应的指标,在风湿病、恶性肿瘤及心肌梗死等炎症或组织坏死时一般增加 $3\sim4$ 倍,$3\sim5$ 天时出现浓度高峰,α_1 酸性糖蛋白增高是活动性溃疡性结肠炎最可靠的指标之一。

(2)糖皮质激素增加,包括内源性的库欣综合征和外源性泼尼松、地塞米松等药物治疗时,可引起 α_1 酸性糖蛋白升高。

(3)在营养不良、严重肝损害、肾病综合征及胃肠道疾病致蛋白严重丢失等情况下,α_1 酸性糖蛋白降低。

(4)雌激素使 α_1 酸性糖蛋白降低。

四、触珠蛋白

(一)生化及生理

触珠蛋白由肝脏合成,在血清蛋白电泳中位于 α_2 区带,为 $\alpha_2\beta_2$ 四聚体。α 链有 α_1 及 α_2 两种,α_1 又有 α_1F 及 α_1S 两种遗传变异体,α_1F、α_1S、α_2 3 种等位基因编码形成 $\alpha\beta$ 聚合体,因此,个体之间可有多种遗传表型。触珠蛋白能与红细胞中释放出的游离血红蛋白结合,每分子触珠蛋白可集合两分子血红蛋白,从而防止血红蛋白从肾丢失,为机体有效地保留铁,避免血红蛋白对肾脏的损伤。触珠蛋白-血红蛋白复合物不可逆,转运到网状内皮系统分解,其氨基酸和铁可被再利用。同时触珠蛋白-血红蛋白复合物也是局部炎症的重要控制因子,具有潜在的过氧化氢酶作用。触珠蛋白不能被重新利用,溶血后其含量急剧降低,血浆浓度多在 1 周内恢复到原有水平。其作用是运输血管内游离的血红蛋白至网状内皮系统降解。血管内溶血后,1 分子的触珠蛋白可结合 1 分子的游离血红蛋白,此种结合体很快从血中被肝实质细胞清除。3～4 天后,血浆中触珠蛋白才复原。

(二)检测方法

放射免疫法、免疫比浊法。

(三)标本要求与保存

血清或血浆,血清为首选,血浆用肝素或 EDTA 抗凝。标本量为 2.0 mL。防止过度溶血或脂血。分离后标本在室温(25 ℃)、冷藏(4 ℃)或冷冻(−20 ℃)稳定保存 14 天。可反复冻融 3 次。

(四)参考区间

儿童:0.2～1.6 g/L。

成人(20～60 岁):0.3～2.0 g/L。

(五)临床意义

(1)各种溶血性贫血,无论血管内溶血或血管外溶血,血清中触珠蛋白含量都明显减低,甚至测不出,这是因为触珠蛋白可与游离血红蛋白结合,清除了循环血中的游离血红蛋白所致。如果血管内溶血超出触珠蛋白的结合能力,即可出现血红蛋白尿。

(2)鉴别肝内和肝外阻塞性黄疸,前者触珠蛋白显著减少或缺乏,后者触珠蛋白正常或增高。

(3)传染性单核细胞增多症、先天性无结合珠蛋白血症等血清触珠蛋白可下降或缺如。

(4)急性或慢性感染、结核病、组织损伤、风湿性和类风湿关节炎、恶性肿瘤、淋巴瘤、系统性红斑狼疮等,血清触珠蛋白含量可增高,在此情况下,如测得触珠蛋白正常,不能排除溶血。

(六)影响因素

从出生至 40 岁左右,血清中触珠蛋白的浓度不断升高。女性高于男性。

五、转铁蛋白

(一)生化及生理

转铁蛋白主要由肝细胞合成,电泳位置在 β 区带。转铁蛋白能可逆地结合多价阳离子,包括铁、铜、锌、钴等,每 1 分子转铁蛋白可结合两个 Fe^{3+}。从小肠进入血液的 Fe^{2+} 被铜蓝蛋白氧化为 Fe^{3+},再被转铁蛋白的载体蛋白结合。机体各种细胞表面都有转铁蛋白受体,该受体对转铁蛋白和 Fe^{3+} 的复合物比对转铁蛋白的载体蛋白亲和力高得多。与受体结合后,转铁蛋白和 Fe^{3+} 的复合物被摄入细胞,从而将大部分 Fe^{3+} 运输到骨髓,用于血红蛋白的合成,小部分则运输到各组织细胞,用于形成铁蛋白,以及合成肌红蛋白、细胞色素等。血浆中转铁蛋白浓度受食物铁供应的影响,缺铁时血浆转铁蛋白浓度上升,经铁剂有效治疗后恢复到正常水平。

(二)检测方法

转铁蛋白的测定方法有散射免疫比浊法、放射免疫法和电泳免疫法。目前临床常用的是散射免疫比浊法,利用抗人转铁蛋白血清与待检测的转铁蛋白结合形成抗原抗体复合物,其光吸收和散射浊度增加,与标准曲线比较,可计算出转铁蛋白含量。

(三)标本要求与保存

采用血清或血浆,血清为首选,血浆用肝素抗凝,不能用 EDTA 抗凝。标本量为 1 mL。避免溶血。分离后标本在室温(25 ℃)、冷藏(4 ℃)或冷冻(-20 ℃)稳定保存 14 天。可反复冻融 3 次。

(四)参考区间

血清:新生儿 1.17~2.5 g/L。

20~60 岁:2.0~3.6 g/L。

>60 岁:1.6~3.4 g/L。

(五)临床意义

1.转铁蛋白增高

转铁蛋白增高见于妊娠中、晚期及口服避孕药、反复出血、铁缺乏等,尤其是缺铁性贫血。

2.转铁蛋白减低

转铁蛋白减低见于遗传性转铁蛋白减低症、营养不良、严重蛋白质缺乏、腹泻、肾病综合征、溶血性贫血、类风湿关节炎、心肌梗死、某些炎症及恶病质等。

3.转铁蛋白饱和度降低

血清铁饱和度<15%,结合病史可诊断缺铁,其准确性仅次于铁蛋白,比总铁结合力和血清铁灵敏,但某些贫血也可降低。增高见于血色病、过量铁摄入、

珠蛋白产生障碍性贫血。

(六)影响因素

转铁蛋白的浓度受食物供应的影响,机体在缺铁状态时,转铁蛋白浓度上升,经铁有效治疗后恢复到正常水平,所以测定时应统一空腹测定。

六、C反应蛋白

(一)生化及生理

C反应蛋白由肝细胞所合成,含5个多肽链亚单位,非共价结合为盘形多聚体,分子量为115 000～140 000,电泳分布在慢γ区带,时而可以延伸到β区带,其电泳迁移率易受一些因素影响,如钙离子及缓冲液的成分等。C反应蛋白不仅结合多种细菌、真菌及原虫等体内的多糖物质,有钙离子存在时,还可以结合卵磷脂和核酸。C反应蛋白可以引发对侵入细菌的免疫调节作用和吞噬作用,结合后的复合体具有对补体系统的激活作用,表现为炎症反应。C反应蛋白也能识别和结合由损伤组织释放的内源性毒性物质,然后将其进行去毒或从血液中清除,同时C反应蛋白自身降解。

(二)检测方法

散射免疫比浊法或透射免疫比浊法。

(三)标本要求与保存

采用血清。标本量为1 mL。避免溶血。分离后标本在室温(25 ℃)、冷藏(4 ℃)或冷冻(−20 ℃)稳定保存14天。可反复冻融3次。

(四)参考区间

成人(20～60岁):<5 mg/L。

(五)临床意义

C反应蛋白是第一个被认识的急性时相反应蛋白,作为急性时相反应极为灵敏的指标,血浆中C反应蛋白浓度在急性心肌梗死、创伤、感染、炎症、外科手术、肿瘤浸润时迅速地增高,可达正常水平的2 000倍。C反应蛋白是非特异指标,主要用于结合临床病史监测疾病,如监测炎症性疾病的活动度、系统性红斑狼疮、白血病、外科手术后的感染、肾移植后的排斥反应等。

(六)影响因素

高浓度的类风湿因子与免疫球蛋白结核可产生假性升高。脂血对结果存在干扰。

七、β_2 微球蛋白

(一)生化及生理

β_2 微球蛋白是由淋巴细胞、血小板、多形核白细胞产生的一种内源性低分子量血清蛋白质,它是主要组织相容性抗原的 β 链(轻链)的一部分(为 1 条单链多肽),存在于细胞的表面,由人第 15 号染色体的基因编码,分子内含 1 对二硫键,不含糖。β_2 微球蛋白分子量为 11 800。是由 100 个氨基酸残基组成的单一肽链,与免疫球蛋白的 C 结构域类似。β_2 微球蛋白存在于所有有核细胞膜表面,作为组织相容性抗原的轻链构成成分。β_2 微球蛋白在血液、尿液、唾液、髓液、乳汁、羊水中微量而广泛分布。体内产生的 β_2 微球蛋白的量较为恒定,分泌入血中的 β_2 微球蛋白迅速从肾脏滤过,血中浓度为 0.8~2.0 mg/L,每天尿中排出量为 0.03~0.1 mg。

(二)检测方法

免疫测定法,如免疫化学发光法、放射免疫测定、酶或发光免疫测定、胶乳增强散射免疫测定。

(三)标本要求与保存

采用血清。标本量为 0.5 mL,至少为 0.3 mL。避免脂血。分离后标本在室温(25 ℃)稳定保存 7 天,冷藏(4 ℃)或冷冻(-20 ℃)稳定保存 14 天。可反复冻融 3 次。

(四)参考区间

血清:婴儿 3.0 mg/L(平均数)。

0~59 岁:1.9 mg/L(平均数)。

60~69 岁:2.1 mg/L(平均数)。

＞70 岁:2.4 mg/L(平均数)。

(五)临床意义

1.肾功能损害

血中 β_2 微球蛋白与 GFR 成负相关,与血清肌酐成正相关。评价 GFR,采用 β_2 微球蛋白更优于肌酐。肾透析者,β_2 微球蛋白持续呈高值,表明肾出现淀粉样变,有引起腕管综合征的可能性。

2.恶性肿瘤

网质内皮肿瘤、多发性骨髓瘤、慢性淋巴细胞白血病,治疗前血清 β_2 微球蛋白为6 mg/L,治疗后仍在 3 mg/L 以上,表明生存率低,可以用于判断预后。

3.系统性红斑狼疮等免疫异常者

淋巴功能活化亢进及免疫刺激,使肝细胞合成 β_2 微球蛋白增加,这也是肝病患者 β_2 微球蛋白升高的原因。

4.尿中排出增加

肾小管重吸收障碍时,血中浓度升高(阈值 4.5 mg/L 以上)。

(六)影响因素

儿童血清内 β_2 微球蛋白浓度比青年人、成年人及 60 岁以上者稍高。不同年龄其浓度有变化。

第三节　蛋白质电泳分析

一、血清蛋白电泳

(一)检测原理

血清蛋白电泳常采用醋酸纤维薄膜或琼脂糖凝胶,在 pH 8.6 的缓冲液中,血清中各种蛋白质都电离成负离子,在电场中向正极移动;因各种蛋白质的等电点不同,在相同 pH 下,带电荷量有差异,同时各蛋白质的分子大小与分子形状也不相同,因此,在同一电场中泳动速度不同;带电荷多,分子量小者,泳动较快,反之则较慢。血清蛋白质一般被分成 5 个主要区带,从正极起依次为清蛋白、α_1 球蛋白、α_2 球蛋白、β 球蛋白及丙种球蛋白,有时能出现 β_2 区带。分离后的蛋白质区带经氨基黑或丽春红等染色后,由光密度扫描仪对各区带进行吸亮度检测,并可自动画出吸亮度积分曲线。血清蛋白电泳各组分采用各区带的百分含量(%)表示。

(二)参考区间

各区带百分含量:清蛋白为 57%～68%、α_1 球蛋白为 1.0%～5.7%、α_2 球蛋白为4.9%～11.2%、β 球蛋白为7%～13%、丙种球蛋白为 9.8%～18.2%。不同

染色剂和不同电泳条件时,参考区间不同,各实验室应建立自己的参考区间。

(三)临床意义

1.血清蛋白电泳异常图谱

疾病时血清蛋白电泳的区带有很多种变化,根据它们在电泳图谱上的异常特征,可将其进行分型,有助于临床疾病的判断。

2.血清蛋白电泳典型图谱

(1)肾病型:肾病综合征等的典型图谱特征,除清蛋白下降外,α_2 球蛋白显著升高,β 球蛋白明显升高,丙种球蛋白不变或相对下降。

(2)肝硬化型:见于肝硬化患者,其图谱特征是清蛋白下降,丙种球蛋白明显升高,典型者 β 和 γ 区带融合,出现 β-γ 桥。

3.免疫球蛋白增多

正常血清蛋白电泳图谱上 γ 区带色浅且宽,主要成分是免疫球蛋白(Ig),包括 IgG、IgA 和 IgM 等,由多克隆浆细胞所产生。疾病时 γ 区带增多较为常见,包括单克隆免疫球蛋白增多和多克隆免疫球蛋白增多。

(1)单克隆免疫球蛋白增多:表现为 γ 区带或 γ~β 区出现的色泽深染的窄区带,其成分为单克隆免疫球蛋白或其轻链或重链片段,称为 M 蛋白,见于浆细胞病。M 蛋白的电泳位置可大致反映出 Ig 类型,如 IgA 位于 β 区后部或 β 和 γ 区之间,IgM 位于 γ 区中部,IgG 位于 γ 区后部。但确定 M 蛋白及其类型需采用特异性抗体做免疫固定电泳。

(2)多克隆免疫球蛋白增多:是指各种合成 Ig 细胞的全面增殖,表现为 γ 区带呈弥散性升高。包括慢性肝病、肝硬化、结缔组织病(最有代表性的是系统性红斑狼疮)、慢性感染、恶性肿瘤(早期可出现 Ig 多克隆增殖)、获得性免疫缺陷综合征(T 淋巴细胞被侵犯并失去功能,而 B 淋巴细胞失控和代偿性相对升高)和淋巴母细胞性淋巴结病(为淋巴母细胞反应性增殖,属于良性,也有人认为是转为恶性的过渡期)。

(四)方法评价

影响血清蛋白电泳精密度的因素很多,如电泳介质性质、缓冲液成分和浓度、电压大小、电泳时间、染色液成分、电泳时温度等,因此,实验室之间的精密度较差,甚至实验室内精密度也远不如一般生化指标的定量测定。目前较多实验室已经采用自动电泳仪及其配套的商品试剂进行血清蛋白电泳,其电泳区带整齐,分离效果好,操作速度快;而且每次电泳时的电压、时间、温度等都能准确控制,加上采用配套的商品试剂,均有利于提高电泳结果精密度。

血清蛋白电泳各区带中多个蛋白质组分可有重叠、覆盖；两个区带之间也有少量蛋白质，如α脂蛋白、β脂蛋白迁移带较宽，常使区带之间着色，IgA通常存在于β和γ带之间；某些蛋白质组分染色很浅，如脂蛋白和$α_1$酸性糖蛋白，其中的脂类或糖类不能被蛋白染料着色；因此，血清蛋白电泳对异常蛋白质的分析及对疾病的诊治意义比较有限。并且由于在血清蛋白电泳上表现异常的相关疾病大多还有其他检测手段，故即使在传统上应用血清蛋白电泳最多的慢性肝病和肝硬化这些疾病中，血清蛋白电泳的作用也逐渐减少。

二、蛋白质免疫固定电泳

蛋白质免疫固定电泳能确定蛋白质的单克隆属性，从而诊断浆细胞病等，检测标本可以是血清、尿液、脑脊液或其他体液，以血清蛋白免疫固定电泳较多用。

(一)检测原理

检测原理包括蛋白电泳和免疫沉淀两个过程，电泳介质以琼脂糖凝胶多用。将以不同程度稀释的同一份标本加样在琼脂糖凝胶板上的6个不同位置，进行电泳。电泳后，将蛋白固定剂加到第1份对照电泳蛋白区带的表面，而将5种抗血清，即抗IgG、IgA、IgM、κ链和λ链分别加到第2～6份电泳的蛋白区带表面孵育。如果有对应的抗原存在，则会在适当的区带位置有抗原抗体复合物形成并沉淀下来。随后将整张凝胶片进行清洗，第1份对照电泳中所有蛋白质区带全部保留，第2～6份电泳区带中未被固定的清蛋白、$α_1$球蛋白、$α_2$球蛋白、β球蛋白，以及未结合的游离抗原或抗体被洗去。最后采用考马斯亮蓝等灵敏度高的蛋白质染色剂进行染色。将第2～6份电泳区带与第1份蛋白电泳区带进行比较，可观察是否有某种单克隆免疫球蛋白存在。

(二)区带表现

第1份对照电泳显示一般的血清蛋白电泳区带；第2～6份电泳分别显示IgG、IgA、IgM、κ链、λ链与其相应抗体的蛋白质复合物区带。正常人区带的染色程度依次是IgG＞IgA和κ链＞λ链＞IgM，均呈宽而弥散的区带。单克隆蛋白表现为边界清晰的局部致密条带，条带宽度和深度与其含量成正比，多数出现在γ或β区，偶见于α区。

(三)临床意义

蛋白质免疫固定电泳用于恶性浆细胞病的诊断，以及与多克隆增殖的鉴别诊断，还可用于脑脊液寡克隆蛋白的判断。恶性浆细胞病包括骨髓瘤、原发性巨球蛋白血症、重链病、原发性淀粉样变性等。由于异常浆细胞克隆增殖，产生大量单克隆免疫球蛋白或其轻链或重链片段。各种单克隆蛋白出现频率为IgG 52％、IgA 21％、IgM 12％、IgD 2％、IgE 0.01％，轻链（κ 或 λ）11％，重链（γ、α、μ 或 δ）1％，也可出现两种或多种克隆蛋白，占 0.5％。

(四)方法评价

免疫固定电泳检测速度较快，整个过程为 1.5～2 小时；敏感性高，能检测到0.5～1.5 g/L 含量的单克隆抗体；分辨率高，能够利用非常短的电泳移动距离分离出单克隆蛋白质组分。通过抗原抗体沉淀模式直接对照常规血清蛋白电泳模式来分析区带，结果较容易判断。但良性 M 蛋白血症也表现为类似的单克隆条带。

三、尿蛋白电泳

(一)普通尿蛋白电泳

普通尿蛋白电泳类似于普通血清蛋白电泳。以往通常需将尿液进行浓缩，使蛋白质浓度达到 30 g/L 以上，否则需要采用高灵敏度的染色方法。不过，目前一些自动电泳仪采用反复多次在琼脂糖凝胶上加样，不需浓缩尿液，以考马斯亮蓝染色，就能显示清晰的区带；这种电泳具有较高的分辨率，能分离出清蛋白、α_1 球蛋白、α_2 球蛋白、β_1 球蛋白、β_2 球蛋白和丙种球蛋白 6 个区带。当然，由于患者的尿蛋白情况不同，很多时候这些区带不全。从普通尿蛋白电泳中能得到尿蛋白全貌，作出初步的蛋白尿类型判断，但因为并非按分子量分离其蛋白质，一般只作为过筛试验。

(二)其他电泳分析方法

其他电泳分析方法包括十二烷基磺酸钠-聚丙烯酰胺凝胶电泳或十二烷基磺酸钠-琼脂糖凝胶电泳。由考马斯亮蓝染色，能将尿蛋白按分子量大小进行分离，从而判断为肾小球性蛋白尿及其选择性和非选择性、肾小管性蛋白尿、混合性蛋白尿、溢出性蛋白尿等。

四、脑脊液蛋白电泳

经充分浓缩后，可以采用与普通血清蛋白电泳相似的普通脑脊液蛋白电泳，一般以琼脂糖凝胶为支持介质，由考马斯亮蓝染色，可分为前清蛋白、清蛋白、α_1 球蛋白、α_2 球蛋白、β 球蛋白、丙种球蛋白 6 个组分；银染能增加灵敏度而无须浓缩样品；浓缩标本或银染能清楚地发现 IgG 区带。若出现两条或多条稀疏的IgG 区带，且比同一患者的血清蛋白电泳中 γ 区带致密，为 IgG 寡克隆区带；等电聚焦联合免疫印迹法能提高 IgG 寡克隆带的检测灵敏度和特异性。

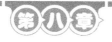

细菌学检验

第一节 分枝杆菌属

分枝杆菌属是一类细长或略带弯曲、为数众多(包括 54 个种)、呈分枝状生长的需氧杆菌。因其繁殖时呈分枝状生长,故称分枝杆菌。本属细菌的主要特点是细胞壁含有大量脂类,可占其干重的 60%,这与其染色性、抵抗力、致病性等密切相关。耐受酸和抗乙醇,一般不易着色,若经加温或延长染色时间而着色后,能抵抗 3% 盐酸乙醇的脱色作用,故又称抗酸杆菌。需氧生长,无鞭毛,无芽孢和荚膜。引起的疾病均为慢性,有肉芽肿病变的炎症特点。

分枝杆菌的种类较多,包括结核分枝杆菌、非结核分枝杆菌和麻风分枝杆菌。非结核分枝杆菌是一大群分枝杆菌的总称,与人类有关的非结核分枝杆菌主要有堪萨斯分枝杆菌、海分枝杆菌、瘰疬分枝杆菌、戈登分枝杆菌、鸟分枝杆菌、蟾分枝杆菌、龟分枝杆菌、偶发分枝杆菌和耻垢分枝杆菌等。本属细菌无内、外毒素,其致病性与菌体某些成分,如索状因子、蜡质 D 及分枝菌酸有关。

一、结核分枝杆菌

结核分枝杆菌是引起人和动物结核病的病原菌。目前已知在我国引起人类结核病的主要有人型和牛型结核分枝杆菌。

(一)临床意义

1.致病性

结核分枝杆菌主要通过呼吸道、消化道和受损伤的皮肤侵入易感机体,引起多种组织器官的结核病,其中以通过呼吸道引起的肺结核最多见。肺外感染可发生在脑、肾、肠及腹膜等处。该菌不产生内毒素和外毒素,也无荚膜和侵袭性酶。

2.Koch 现象

结核的特异性免疫是通过结核分枝杆菌感染后所产生,试验证明,将有毒结核分枝杆菌纯培养物初次接种于健康豚鼠,不产生 I 型变态反应,而经 10～14 天,局部逐渐形成肿块,继而坏死、溃疡,直至动物死亡。若在 8～12 周给动物接种减毒或小量结核分枝杆菌,第 2 次接种时则局部反应提前,于 2～3 天内发生红肿硬结,后有溃疡但很快趋于痊愈。此现象为 Koch 在 1891 年观察到的,故称为 Koch 现象。

3.结核菌素试验

利用 IV 型变态反应的原理,检测机体是否感染过结核分枝杆菌。

(二)微生物学检验

1.标本采集

根据感染部位的不同,可采集不同标本。结核患者各感染部位的标本中大多都混有其他细菌,为此应采取能抑制污染菌的方法。若做分离培养,必须使用灭菌容器,患者应停药 1～2 天再采集标本。可采集痰、尿、粪便、胃液、胸腔积液、腹水、脑脊液、关节液、脓液等。

2.检验方法

(1)涂片检查:①直接涂片。薄涂片:挑取痰或其他处理过的标本约 0.01 mL,涂抹于载玻片上,用姜-尼(热染法)或 Kinyoun(冷染法)抗酸染色,镜检,报告方法:一,全视野(或 100 个视野)未找到抗酸菌;+,全视野发现 3～9 个;++,全视野发现10～99 个;+++,每视野发现 1～9 个;++++,每视野发现10 个以上(全视野发现 1～2 个时报告抗酸菌的个数)。厚涂片:取标本 0.1 mL,涂片,抗酸染色、镜检,报告方法同上。②集菌涂片:主要方法有沉淀集菌法和漂浮集菌法。③荧光显微镜检查法:制片同前。用金胺 O 染色,在荧光显微镜下分枝杆菌可发出荧光。

(2)分离培养:结核分枝杆菌的分离培养对于结核病的诊断、疗效观察及抗结核药物的研究均具有重要意义。培养前针对标本应做适当的处理,如痰可用 $4\%H_2SO_4$ 或 $4\%NaOH$ 处理 20～30 分钟,除去杂菌再接种于罗氏培养基,37 ℃培养,定时观察,持续 4～8 周。此方法可准确诊断结核分枝杆菌。

(3)基因快速诊断:简便快速、灵敏度高、特异性强。但需注意实验器材的污染问题,以免出现假阳性。

(4)噬菌体法。

(三)治疗原则

利福平、异烟肼、乙胺丁醇、链霉素为第一线药物。利福平与异烟肼合用可以减少耐药的产生。对于严重感染,可用吡嗪酰胺与利福平及异烟肼联合使用。

二、非结核分枝杆菌

分枝杆菌属中,除结核分枝杆菌和麻风分枝杆菌以外,均称为非结核分枝杆菌。因其染色性同样具有抗酸性,亦称非结核抗酸菌,其中有 14～17 个非结核分枝杆菌种能使人致病,可侵犯全身脏器和组织,以肺最常见,其临床症状、X 线所见很难与肺结核病区别,而大多数非结核分枝杆菌对主要抗结核药耐药,故该菌的感染和发病已成为流行病学和临床上的主要课题。与发达国家一样,我国近年来发现率也有增高趋势。以鸟分枝杆菌、偶发分枝杆菌及龟分枝杆菌为多。

三、麻风分枝杆菌

麻风分枝杆菌是麻风的病原菌。首先由 Hansen 于 1937 年从麻风患者组织中发现。麻风分枝杆菌亦为抗酸杆菌,但较结核分枝杆菌短而粗。抗酸染色着色均匀,呈束状或团状排列。为典型的胞内寄生菌。该菌所在的细胞胞质呈泡沫状,称麻风细胞。用药后细菌可断裂为颗粒状、链状等,着色不均匀。革兰染色为阳性,无动力,无荚膜和芽孢。

麻风分枝杆菌是麻风的病原菌,麻风是一种慢性传染病,早期主要损害皮肤、黏膜和神经末梢,晚期可侵犯深部组织和器官。人类是麻风分枝杆菌的唯一宿主,也是唯一的传染源。本病在世界各地均有流行。

麻风根据机体的免疫、病理变化和临床表现,可将多数患者分为瘤型和结核样型两型,另外还有界线类和未定类两类。治疗原则为早发现、早治疗。治疗药物主要有利福平、氯法齐明及丙硫异烟胺。一般采用 2 种或 3 种药物联合治疗。

第二节　需氧或兼性厌氧革兰阳性杆菌

常见的与临床有关的需氧革兰阳性杆菌有棒状杆菌属、芽孢杆菌属、李斯特菌属、丹毒丝菌属。上述菌属的主要区别见表 8-1。

表 8-1　革兰阳性杆菌属的鉴别

鉴别项目	棒状杆菌属	芽孢杆菌属	李斯特菌属	丹毒丝菌属
形态	棒状	杆菌有芽孢	短杆、链状或丝状	细杆或线状
触酶	＋	＋	＋	－
动力	－	V	＋	－
对氧	需氧、兼性厌氧	需氧、兼性厌氧	兼性厌氧	兼性厌氧
G＋Cmol％	51～65	32～69	36～38	36～40

一、棒状杆菌属

棒状杆菌属是革兰阳性杆菌,菌体粗细、长短不一,一端或两端膨大呈棒状,故名棒状杆菌。本菌着色不匀,有异染颗粒。无鞭毛、无荚膜、无芽孢。需氧或兼性厌氧,营养要求较高,能分解一些糖类,产酸不产气。本属细菌种类较多,有白喉棒状杆菌、假白喉棒状杆菌、干燥棒状杆菌、溃疡棒状杆菌等。引起人类致病的主要是白喉棒状杆菌,其他大多数为条件致病菌。

(一)白喉棒状杆菌

1.致病性

白喉棒状杆菌引起白喉,多在秋冬季节流行。以咽白喉最常见,鼻白喉次之,偶亦引起眼结膜、外耳道、阴道及皮肤的局部病变。

本菌一般不侵入血流,但其产生的大量外毒素可吸收入血,引起毒血症。毒素能与敏感的心肌,肝、肾、肾上腺等组织细胞及外周神经,尤其与支配咽肌和腭肌的神经结合,引起细胞变性、坏死、内脏出血和神经麻痹等严重损害。

2.微生物学检验

(1)标本采集:用无菌棉拭子,从可疑的假膜边缘采集分泌物,未见假膜的疑似患者或带菌者,可采集鼻咽部或扁桃体黏膜上的分泌物。若为培养,应在使用抗生素或其他抗菌药物前采集双份标本。如不能立即送检,应将标本浸于无菌生理盐水或 15％甘油盐水中保存。

（2）检验方法及鉴定。①直接镜检：将标本涂于2～3张载玻片上，分别做革兰染色和异染颗粒染色（奈瑟法或阿培特法）。镜检如见革兰阳性形态典型的棒状杆菌，并有明显的异染颗粒，可初步报告"检出形似白喉棒状杆菌"。②分离培养：将另一份标本接种下列培养基。吕氏血清斜面：本菌在此培养基上生长较标本中的杂菌迅速，于35 ℃培养8～12小时，即形成灰白色的菌落，而其他杂菌则尚未形成菌落；本菌在甘油吕氏血清斜面上形成的异染颗粒更为明显。亚碲酸钾血琼脂平板：经35 ℃培养24～48小时，观察菌落特点。在此培养基上，大部分杂菌被抑制，白喉棒状杆菌则生长缓慢，故应结合吕氏血清斜面培养基进行观察。若在吕氏血清斜面和亚碲酸钾血琼脂平板上，同时发现菌落和菌体形态很典型的棒状杆菌，即可准确报告为阳性；若在亚碲酸钾血琼脂平板上菌落典型，而吕氏血清斜面培养阴性，也可报告阳性；若吕氏血清斜面培养基上的菌落及菌体形态典型，而在亚碲酸盐血琼脂平板上无典型菌落生长，可暂报告为可疑，并将吕氏血清斜面之培养物转种于亚碲酸盐血琼脂平板，等待生长出典型菌落；若两者均为阴性，必须观察72小时后方可作出报告。

（3）生化反应：主要用于鉴别白喉棒状杆菌与类白喉棒状杆菌。

（4）毒力试验：可作为鉴定致病菌株的重要依据。试验方法分体外法和体内法两种。体外法有双向琼脂扩散法（做琼脂平板毒力试验）、协同凝集试验、对流免疫电泳；体内法可用豚鼠做毒素中和试验。

（5）临床意义：白喉棒状杆菌的致病因素为白喉外毒素抗原性强，毒性剧烈。表面抗原及索状因子亦与其致病力有关。引起的白喉是一种急性呼吸道传染病。白喉的免疫主要是抗毒素免疫。白喉棒状杆菌可引起类白喉，白喉是一种急性呼吸道传染病，该病原菌存在于患者及带菌者的鼻咽腔中，随飞沫或污染的物品传播。白喉棒状杆菌可致气管、支气管假膜，是白喉早期死亡的主要原因，其产生的外毒素也经血液与易感组织结合，出现各种症状，如心肌炎、软腭麻痹等，是白喉晚期死亡的主要原因。

（6）治疗原则：用青霉素或红霉素等进行抗菌治疗，同时应尽早注射足量白喉抗毒素。注射抗毒素前，应做皮试。

（二）其他棒状杆菌

棒状杆菌除白喉棒状杆菌外，其余统称为类白喉棒状杆菌。此类细菌种类多，一般无致病性或仅能与其他化脓细菌产生混合感染，有的可能为条件致病菌。类白喉棒状杆菌常寄生于人类或动物鼻腔、咽喉、外耳道、眼结膜、外阴及皮肤表面等处。临床标本中较常见的类白喉棒状杆菌有溃疡棒状杆菌、假白喉棒状杆菌、干燥棒状杆菌、溶血棒状杆菌、化脓棒状杆菌等。

二、芽孢杆菌属

芽孢杆菌属是一大群有芽孢的革兰阳性大杆菌。大多数菌种在有氧环境下形成芽孢。有动力,非抗酸性。为需氧或兼性厌氧菌,在普通培养基上生长良好。

它们广泛分布于空气、土壤、尘埃及腐烂物中,绝大多数为腐生菌,许多菌种成为实验室等环境的污染菌。少数寄生于动物或昆虫并对人类及动物致病,其中炭疽杆菌是人畜共患的重要致病菌,蜡样芽孢杆菌能致食物中毒。还有枯草芽孢杆菌、环状芽孢杆菌和浸麻芽孢杆菌等,偶可引起败血症、脑膜炎及肺炎等。

(一)炭疽杆菌

炭疽杆菌主要引起食草动物患炭疽病,也可经一定途径感染人类,为人畜共患的急性传染病。

1.致病性

炭疽杆菌可经皮肤、呼吸道和胃肠道侵入机体引起炭疽病。临床类型有皮肤炭疽、肺炭疽、肠炭疽,病死率很高。

2.微生物学检查

(1)标本采集:皮肤炭疽采取病灶分泌物;肺炭疽采取痰液;肠炭疽采取粪便;炭疽脑膜炎采取脑脊液;各型炭疽均可采取血液。

(2)检验方法及鉴定:炭疽杆菌的检查要特别注意芽孢型的实验室感染,故应有专门防护的实验室,并对用过的器具、检材等进行严格的消毒处理。

直接镜检:将可疑材料涂片,组织标本可做压印片,用1:1 000的升汞固定5分钟,再行革兰染色和荚膜染色。镜检发现有荚膜的革兰阳性竹节状大杆菌,可初步诊断。荚膜荧光抗体染色,链状或竹节状大杆菌周围有发荧光的荚膜者为阳性。

分离培养:一般标本接种血平板,37 ℃培养维持24小时后观察菌落特点。污染严重的标本可预先加热至65 ℃,30分钟杀灭杂菌,或接种炭疽杆菌选择培养基——戊烷脒血琼脂平板,培养时间稍长,菌落特征与血平板培养基的生长相似,但菌落较小。为提高检出效果,可选用2%兔血清肉汤增菌,然后分离培养。

动物试验:将标本或培养物制成悬液,皮下接种于豚鼠(1 mL)或小白鼠(0.2 mL)。均可引起败血症,并于1~3天死亡。内脏和血液中存在大量有荚膜的细菌。

鉴定试验。①串珠试验:炭疽杆菌在每毫升含 0.05～0.5 IU 青霉素的肉汤培养基中,可发生形态变异,形成大而均匀的圆球形并相连如串珠状,而类炭疽及其他需氧芽孢杆菌则无此现象,本试验鉴别意义较大。②噬菌体裂解试验。③重碳酸盐毒力试验:将待检菌接种于含 0.5％碳酸氢钠和 10％马血清琼脂平板上,置于 10％CO_2 环境下,37 ℃培养 24～48 小时,观察菌落形态,有毒力的炭疽杆菌能产生大量的谷氨酸物质,形成荚膜,菌落呈 M 型,无毒力芽孢杆菌不形成荚膜,呈 R 型菌落。④青霉素抑制试验。⑤植物凝集素试验。

判定标准:革兰染色为阳性,两端平整,竹节状成双或呈短链排列,为有荚膜的粗大杆菌,或荚膜肿胀试验阳性,串珠试验阳性;重碳酸盐毒力试验出现 M 型菌落可作出诊断。

(二)蜡样芽孢杆菌

微生物学检查:除做分离培养外,细菌计数对本菌所致食物中毒有诊断价值,因暴露于空气中的食品均在一定程度上受本菌污染。

三、单核细胞增生李斯特菌

单核细胞增生李斯特菌隶属于李斯特菌属。该属包括 8 个种,主要包括单核细胞增生李斯特菌、格氏李斯特菌和默氏李斯特菌等,其中只有单核细胞增生李斯特菌对人有致病性。李斯特菌属广泛存在于自然界,动物、人类、植物、土壤、水及青贮饲料均能分离到此菌。

(一)致病性

本菌由带菌动物或人粪便污染动物制品,而经口感染。通过胎盘或产道感染新生儿是本病的重要特点。宫内感染常可导致流产、死胎及新生儿败血症,病死率较高。本菌常伴随 EB 病毒引起传染性单核细胞增多症,此外可引起脑膜炎。

(二)微生物学检验

1.标本采集

根据感染部位不同而采取相应标本。如全身感染采取血液,局部采取分泌物或脓液,感染动物则用组织匀浆。

2.检验方法与鉴定

(1)分离培养:将血液标本(3～5 mL)或脑脊液的离心沉淀物接种于两支脑心浸液(标本量的 10 倍)培养基中。其中 1 支置 10％CO_2 环境中,37 ℃培养

24～48小时,各做1次血平板分离;另1支置4℃培养,每24小时做1次血平板分离,连续4天,以后每周1次,共4周。咽拭子、组织及粪便接种于肉汤培养基中,置4℃培养,进行冷增菌。转种和培养方法同上。从血平板上挑取β溶血环的菌落,做涂片染色镜检并进一步鉴定。

(2)鉴定:本菌可根据下列特点加以确定。在血琼脂上有狭窄的β溶血环,25℃动力最强,在半固体培养基上呈伞状生长,可在4℃冷增菌生长,木糖、甘露醇和H_2S试验阴性。协同溶血试验阳性。触酶试验阳性。

四、丹毒丝菌属

丹毒丝菌属以引起局部感染为主。

第三节　厌氧性细菌

一、概述

厌氧性细菌(简称厌氧菌)是一大群专性厌氧、必须在无氧环境中才能生长的细菌。主要可分为两大类,一类是革兰染色阳性、有芽孢的厌氧芽孢梭菌;另一类是无芽孢的革兰阳性及革兰阴性球菌与杆菌。前一类因有芽孢,抵抗力强,在自然界(水、土等)、动物及人体肠道中广泛存在,并且能长期耐受恶劣的环境条件。一旦在适宜条件下,即可出芽繁殖,产生多种外毒素,引起严重疾病。后一类则是人体的正常菌群,可与需氧菌、兼性厌氧菌共同存在于口腔、肠道、上呼吸道、泌尿生殖道等。这类无芽孢厌氧菌的致病性属条件致病性的内源性感染,在长期使用抗生素、激素、免疫抑制剂等发生菌群失调或机体免疫力衰退,或细菌进入非正常寄居部位才可致病。两类细菌都必须做厌氧培养以分离细菌,但细菌学诊断的价值却有所不同。1986年版的《伯杰氏系统细菌学手册》的分类标准为:①革兰染色特性;②形态;③鞭毛;④芽孢;⑤荚膜;⑥代谢产物等。以此为基础将主要厌氧菌归类如下:革兰阳性有芽孢杆菌、革兰阳性无芽孢杆菌、革兰阴性无芽孢杆菌、革兰阳性厌氧球菌、革兰阴性厌氧球菌。

厌氧菌的分类:厌氧菌是指在有氧条件下不能生长,在无氧条件下才能生长的一大群细菌。目前已知,与医学有关的无芽孢厌氧菌有40多个菌属,300多个菌种和亚种;而有芽孢的厌氧菌只有梭菌属。

(一)生物学分类

据厌氧菌的生物学性状及代谢产物分析,将主要厌氧菌归类。

(二)据耐氧性分类

1.专性厌氧菌

专性厌氧菌是指在降低氧分压的条件下才能生长的细菌。又分为极度厌氧菌(氧分压<0.5%,空气中暴露 10 分钟致死,如丁酸弧菌)和中度厌氧菌(氧分压为 2%～8%,空气中暴露 60～90 分钟能生存,如大多数人类致病厌氧菌)。

2.微需氧菌

能在含 5%～10%CO_2空气中的固体培养基表面生长的细菌,如弯曲菌属。

3.耐氧菌

其耐氧程度刚好能在新鲜配制的固体培养基表面生长。一旦生长,暴露数小时仍不死亡,如第三梭菌、溶组织梭菌。

主要厌氧菌的分类见表 8-2。

表 8-2   主要厌氧菌的生物学分类

分类	种和亚种类	主要常见菌种
革兰阳性有芽孢杆菌梭菌属	83	破伤风梭菌、肉毒梭菌、艰难梭菌、溶组织梭菌、产气荚膜梭菌等
革兰阳性无芽孢杆菌		
1.短棒菌苗属	8	痤疮短棒菌苗、颗粒短棒菌苗、贪婪短棒菌苗、嗜淋巴短棒菌苗
2.优杆菌属	34	不解乳优杆菌、迟缓优杆菌、黏性优杆菌、短优杆菌等
3.乳酸杆菌属	51	本菌属与致病关系不大
4.放线菌属	12	衣氏放线菌、奈氏放线菌、溶齿放线菌、化脓放线菌等
5.蛛网菌属	1	丙酸蛛网菌
6.双歧杆菌属	24	两歧双歧杆菌、青春双歧杆菌、婴儿双歧杆菌、短双歧杆菌、长双歧杆菌等
革兰阴性无芽孢杆菌		
1.类杆菌属	18	脆弱类杆菌、多形性杆菌、普通类杆菌
2.普雷沃菌属	20	产黑色素普雷沃菌、中间普雷沃菌等
3.紫单胞菌属	12	不解糖紫单胞菌、牙髓紫单胞菌

分类	种和亚种类	主要常见菌种
4.梭杆菌属	10	具核梭杆菌、坏死梭杆菌、变形梭杆菌、死亡梭杆菌等
5.纤毛菌属	1	口腔纤毛菌属
6.沃廉菌属	2	产琥珀酸沃廉菌(来自牛瘤胃)和直线沃廉菌(来自人牙龈沟)
7.月形单胞菌属		生痰月形单胞菌(来自人牙龈沟)和反刍月形单胞菌(来自反刍动物瘤胃)
革兰阳性厌氧球菌		
1.消化球菌属	1	黑色消化球菌
2.消化链球菌	9	厌氧消化链球菌、不解糖消化链球菌、吲哚消化链球菌、大消化链球菌、天芥菜春还原消化链球菌、四联消化链球菌
3.厌氧性链球菌或微需氧链球菌	4	麻疹链球菌、汉孙链球菌、短小链球菌。另外还有已属于口腔链球菌的中间型链球菌和星群链球菌
4.瘤胃球菌属	8	
5.粪球菌属	3	
6.八叠球菌属	2	
革兰阴性厌氧球菌		
1.韦荣球菌属	7	小韦荣球菌属、产碱韦荣球菌
2.氨基酸球菌属	1	发酵氨基酸球菌
3.巨球菌属	1	埃氏巨球菌

厌氧菌是人体正常菌群的组成部分,在人体内主要聚居于肠道,其数量比需氧菌还多,每克粪中高达 10^{12} 个,其中最多的是类杆菌。

二、厌氧菌感染

(一)厌氧菌在正常人体的分布及感染类型

1.厌氧菌在正常人体的分布

厌氧菌分布广泛,土壤、沼泽、湖泊、海洋、污水、食物,以及人和动物体都有它的存在。正常人的肠道、口腔、阴道等处均有大量的厌氧菌寄居,其中肠道中的厌氧菌数量是大肠埃希菌的1 000~10 000倍。此外,人体皮肤、呼吸道、泌尿道也有厌氧菌分布。正常情况下,寄居于人体的正常菌群与人体保持一种平衡状态,不致病。一旦环境或机体的改变导致了这种平衡的改变,可导致厌氧菌感染。重要的厌氧菌种类及其在正常人体的分布见表8-3。

表 8-3 重要的厌氧菌种类及其在正常人体内的分布

厌氧菌	皮肤	上呼吸道	口腔	肠道	尿道
一、芽孢菌					
革兰阳性杆菌					
梭状芽孢杆菌属	0	0	±	++	±
二、无芽孢菌					
(一)革兰阳性杆菌					
乳杆菌属	0	0	+	++	±
双歧杆菌属	0	0	+	++	0
优杆菌属	±	±	+	++	0
短棒菌苗属	++	+	±	±	±
放线菌属	0	±	++	+	0
(二)革兰阴性杆菌					
类杆菌属	0	+	+	+	+
梭杆菌属	0	+	++	+	+
普雷沃菌属	0	+	++	++	+
紫单胞菌属	0	+	++	++	+
(三)革兰阳性球菌					
消化球菌属	+	+	++	++	±
消化链球菌属	+	+	++	++	±
(四)革兰阴性球菌					
韦荣球菌属	0	+	+	+	±

2.外源性感染

梭状芽孢杆菌属引起的感染,其细菌及芽孢来源于土壤、粪便和其他外界环境。

3.内源性感染

无芽孢厌氧菌大多数是人体正常菌群,属于条件致病菌,在一定条件下可引起感染,一般不在人群中传播。

(二)临床意义

由厌氧菌引起的人类感染在所有的感染性疾病中占有相当大的比例,有些部位的感染,如脑脓肿、牙周脓肿和盆腔脓肿等,80%以上是由厌氧菌引起的。其中部分为厌氧菌单独感染,大部分为与需氧菌混合感染。

1.厌氧菌感染的危险因素

(1)组织缺氧或氧化还原电势降低,如组织供血障碍、大面积外伤、刺伤。

(2)机体免疫功能下降,如接受免疫抑制剂治疗、抗代谢药物治疗、放射治疗、化学药物治疗的患者,以及糖尿病患者、慢性肝炎患者、老年人、早产儿等均易并发厌氧菌感染。

(3)某些手术及创伤,如开放性骨折、胃肠道手术、生殖道手术及深部刺伤等易发生厌氧菌感染。

(4)长期应用某些抗菌药物,如氨基糖苷类、头孢菌素类、四环素类等,可诱发厌氧菌感染。

(5)深部需氧菌感染,需氧菌生长可消耗环境中的氧气,为厌氧菌生长提供条件,从而导致厌氧菌合并感染。

2.厌氧菌感染的临床及细胞学指征

(1)感染组织局部产生大量气体,造成组织肿胀和坏死,皮下有捻发感,是产气荚膜梭菌所引起感染的特征。

(2)发生在口腔、肠道、鼻咽腔、阴道等处的感染,易发生厌氧菌感染。

(3)深部外伤如枪伤后,以及动物咬伤后的继发感染,均可能是厌氧菌感染。

(4)分泌物有恶臭或呈暗血红色,并在紫外光下发出红色荧光,均可能是厌氧菌感染。分泌物或脓肿有硫黄颗粒,为放线菌感染。

(5)分泌物涂片经革兰染色,镜检发现有细菌,而培养阴性者,或在液体及半固体培养基深部生长的细菌,均可能为厌氧菌感染。

(6)长期应用氨基糖苷类抗生素无效的病例,可能是厌氧菌感染。

(7)胃肠道手术后发生的感染。

三、厌氧菌标本的采集与送检

标本采集与送检必须注意两点:标本绝对不能被正常菌群所污染;应尽量避免接触空气。

(一)采集

用于厌氧菌培养的标本不同于一般的细菌培养,多采用特殊的采集方法,如针筒抽取等,应严格无菌操作,严禁接触空气。不同部位标本采集方法也各有不同特点,具体方法见表8-4。

表 8-4 不同部位标本采集法

标本来源	收集方法
封闭性脓肿	针管抽取
妇女生殖道	后穹隆穿刺抽取
下呼吸道分泌物	肺穿刺术
胸腔	胸腔穿刺术
窦道、子宫腔、深部创伤	用静脉注射的塑料导管穿入感染部位抽吸
组织	无菌外科切开
尿道	膀胱穿刺术

（二）送检方法与处理

采集标本须注意：不被正常菌群污染，并尽量避免接触空气。采集深部组织标本时，需用碘酊消毒皮肤，用注射器抽取，穿刺针头应准确插入病变部位深部，抽取数毫升即可，抽出后可排出 1 滴标本于酒精棉球上。若病灶处标本量较少，则可先用注射器吸取 1 mL 还原性溶液或还原性肉汤，然后再抽取标本。

在紧急情况下，可用棉拭子取材，并用适合的培养基转送。厌氧培养最理想的检查材料是组织标本，因厌氧菌在组织中比在渗出物中更易生长。

标本送到实验室后，应在 20～30 分钟处理完毕，最迟不超过 2 小时，以防止标本中兼性厌氧菌过度繁殖而抑制厌氧菌的生长。如不能及时接种，可将标本置室温保存（一般认为，冷藏对某些厌氧菌有害，而且在低温时氧的溶解度较高）。

1.针筒运送

一般用无菌针筒抽取标本后，排尽空气，针头插入无菌橡皮塞，以隔绝空气，立即送检。这种方法多用于液体标本的运送，如血液、脓液、胸腔积液、腹水、关节液等。

2.无菌小瓶运送

一般采用无菌的青霉素小瓶，瓶内加一定量的培养基和少量氧化还原指示剂，用橡皮盖加铝盖固定密封，排除瓶内空气，充以 CO_2 气体。同时先观察瓶内氧化还原指示剂的颜色，以判断瓶内是否为无氧环境，如合格，用无菌注射器将液体标本注入瓶中即可。

3.棉拭子运送

一般不采用棉拭子运送，如果使用该方法，一定使用特制运送培养基，确保无氧环境，确保不被污染，确保快速送检。

4.厌氧罐或厌氧袋运送

将厌氧罐或厌氧袋内装入可有效消耗氧气的物质,确保无氧环境。该方法一般用于运送较大的组织块或床边接种的培养皿等。

四、厌氧菌的分离与鉴定

(一)直接镜检

直接镜检根据形态和染色性,结合标本性状与气味,初步对标本中可能有的细菌作出估计(见表 8-5)。

表 8-5　厌氧菌直接镜检初步鉴别

菌名	革兰染色	形态及其他特征
脆弱类杆菌	革兰阴性杆菌	两端钝圆,着色深,中间色浅且不均匀,且有气泡,长短不一
产黑素普雷沃菌	革兰阴性杆菌	多形性,长短不一,有浓染和空泡,无鞭毛和芽孢。标本有恶臭,琥珀味,紫外线照射发红色荧光
具核菌杆菌	革兰阴性杆菌	菌体细长,两头尖,紫色颗粒菌体长轴成双排列,标本有丁酸味
坏死菌杆菌	革兰阴性杆菌	高度多形性,长短不一,菌体中部膨胀成圆球形
韦荣球菌	革兰阴性球菌	极小的革兰阴性球菌
消化链球菌	革兰阳性球菌	革兰阳性成链状的小球菌
乳酸杆菌	革兰阳性杆菌	细长,有时多形性,呈单、双、短链或栅状分布
痤疮短棒菌苗	革兰阳性杆菌	排列特殊呈 X、Y、V 或栅状,标本有丙酸气味
双歧杆菌	革兰阳性杆菌	多形性,有分支呈 Y、V 形或栅状,标本中有醋酸气味
放线菌	革兰阳性杆菌	分支呈棒状、X、Y、V 或栅状,浓汁中的黄色颗粒,有琥珀酸的气味
破伤风梭菌	革兰阳性杆菌	细长,梭形或鼓槌状,有芽孢,有周鞭毛
产气荚膜梭菌	革兰阳性杆菌	粗大杆菌,呈单或双排列,有芽孢,有荚膜
艰难梭菌	革兰阳性杆菌	粗长杆菌,有芽孢,有鞭毛,近来发现有荚膜

(二)分离培养

主要分初代培养和次代培养两个阶段,其中初代培养相对比较困难,关键的问题就是厌氧环境和培养基的选择。初代培养的一般原则:①先将标本涂片染色直接镜检,指导培养基的选择。②尽量选用在厌氧菌中覆盖面宽的非选择性培养基。③最好多选 1～2 种覆盖面不同的选择性培养基。④尽量保证培养基新鲜。⑤要考虑到微需氧菌存在的可能。

1.选用适当的培养基接种

应接种固体和液体两种培养基。

(1)培养基的使用:应注意下列各点。①尽量使用新鲜培养基,2~4小时内用完。②应使用预还原培养基,预还原24~48小时更好。③可采用预还原灭菌法制作的培养基(用前于培养基中加入还原剂,尽可能使预还原剂处于还原状态)。④液体培养基应煮沸10分钟,以驱除溶解氧,并迅速冷却,立即接种。⑤培养厌氧菌的培养基均应营养丰富,并加还原剂与生长刺激因子(血清、维生素K、氯化血红素、聚山梨酯-80等)。

(2)培养基的选择:初次培养一般都使用选择培养基和非选择培养基。①非选择培养基:本培养基使分离的厌氧菌不被抑制,几乎能培养出所有的厌氧菌。常使用心脑浸液琼脂、布氏琼脂、胰豆胨肝粉琼脂、胰胨酵母琼脂、厌氧血琼脂基础培养基等。②选择培养基:为有目的选择常见厌氧菌株,以便尽快确定厌氧的种类。常用的有KVLB血平板(即上述非选择培养基中加卡那霉素和万古霉素)、KVLB冻溶血平板(置-20 ℃,5~10分钟,以利产黑素类杆菌早期产生黑色素)、七叶苷胆汁平板(用于脆弱类杆菌)、梭杆菌选择培养基、优杆菌选择培养基、双歧杆菌选择培养基、卵黄及兔血平板(用于产气荚膜梭菌)、艰难梭菌选择培养基等。

2.接种

每份标本至少接种3个血平板,分别置于有氧、无氧及5%~10%CO_2环境中培养,以便正确培养出病原菌,从而判断其为需氧菌、兼性厌氧菌、微需氧菌或厌氧菌。

3.厌氧培养法

(1)厌氧罐培养法:在严密封闭的罐子内,应用物理或化学的方法造成无氧环境进行厌氧培养。常用冷触媒法、抽气换气法、钢末法和黄磷燃烧法。

(2)气袋法:利用气体发生器产生CO_2和H_2,后者在触媒的作用下与罐内的氧气结合成水,从而造成无氧环境。

(3)气体喷射法:本法为从培养基的制备到标本的接种直至进行培养的全过程,均在CO_2的不断喷射下进行。

(4)厌氧手套箱培养法:是迄今厌氧菌培养的最佳仪器之一,该箱由手套操作箱与传递箱两部分组成,前者还附有恒温培养箱,通过厌氧手套箱可进行标本接种、培养和鉴定等全过程。

(5)其他培养法:平板焦性没食子酸法;生物耗氧法;高层琼脂培养法。

4.厌氧状态的指示

亚甲蓝和刀天青。无氧时均呈白色,有氧时亚甲蓝呈蓝色,刀天青呈粉红色。

5.分离培养厌氧菌失败的原因

培养前未直接涂片和染色镜检;标本在空气中放置太久或接种的操作时间过长;未用新鲜配制的培养基;未用选择培养基;培养基未加必要的补充物质;初代培养应用了硫乙醇酸钠;无合适的厌氧罐或厌氧装置漏气;催化剂失活;培养时间不足;厌氧菌的鉴定材料有问题。

6.鉴定试验

可根据厌氧菌的菌体形态、染色反应、菌落性状及对某些抗生素的敏感性作出初步鉴定。最终鉴定则要进行生化反应及终末代谢产物等检查。

(1)形态与染色:可为厌氧菌的鉴定提供参考依据。

(2)菌落性状:不同的厌氧菌其菌落形态和性质不同。梭菌的菌落特点是形状不规则,而无芽孢厌氧菌多呈单个的圆形小菌落。色素、溶血特点及在紫外线下产生荧光的情况也可以作为厌氧菌鉴定的参考依据。

(3)抗生素敏感性鉴定试验:常用的抗生素有卡那霉素及甲硝唑。卡那霉素可用于梭杆菌属与类杆菌属的区分,甲硝唑用于厌氧菌与非厌氧菌的区分。

(4)生化特性:主要包括多种糖发酵试验、吲哚试验、硝酸盐还原试验、触酶试验、卵磷脂酶试验、脂肪酸酶试验、蛋白溶解试验、明胶液化试验、胆汁肉汤生长试验及硫化氢试验等。目前有多种商品化的鉴定系统可以使用。

(5)气液相色谱:可以利用该技术来分析厌氧菌的终末代谢产物,已成为鉴定厌氧菌及其分类的比较可靠的方法。

五、常见厌氧菌

(一)破伤风梭菌

1.微生物学检查

破伤风的临床表现典型,根据临床症状即可作出诊断,所以一般不做细菌学检查。①特殊需要时,可从病灶处取标本涂片,做革兰染色镜检。②需要培养时,将标本接种疱肉培养基培养。③也可进行动物试验。

2.临床意义

本菌可引起人类破伤风,对人的致病因素主要是它产生的外毒素。细菌不入血,但在感染组织内繁殖并产生毒素,其毒素入血引起相应的临床表现。本菌产生的毒素对中枢神经系统有特殊的亲和力,主要症状为骨骼肌痉挛。

(二)产气荚膜梭菌

1.微生物学检查

(1)直接涂片镜检:在创口深部取材涂片,做革兰染色镜检,这是极有价值的快速诊断方法。

(2)分离培养及鉴定:可取坏死组织制成悬液,接种血平板或疱肉培养基中,厌氧培养,取培养物涂片镜检,利用生化反应进行鉴定。

2.临床意义

本菌可产生外毒素及多种侵袭酶类,外毒素以 α 毒素为主,本质为卵磷脂酶;还可产生透明质酸酶、DNA 酶等。本菌主要可引起气性坏疽及食物中毒等。气性坏疽多见于战伤,也可见于工伤造成的大面积开放性骨折及软组织损伤等。患者表现为局部组织剧烈胀痛,局部严重水肿,触摸有捻发感,并产生恶臭。病变蔓延迅速,可引起毒血症、休克,甚至死亡。某些 A 型菌株产生的肠毒素可引起食物中毒,患者表现为腹痛、腹泻,1～2 天可自愈。

(三)肉毒梭菌

1.微生物学检查

(1)分离培养与鉴定:在怀疑为婴儿肉毒病的粪便中检出本菌,并证实其是否产生毒素,诊断意义较大。

(2)毒素检测:可取培养滤液或悬液上清液注射入小鼠腹腔,观察动物出现的中毒症状。

2.临床意义

本菌主要可引起食物中毒,属单纯性毒性中毒,并非细菌感染。临床表现与其他食物中毒不同,胃肠症状很少见,主要表现为某些部位的肌肉麻痹,重者可死于呼吸困难与呼吸衰竭。本菌还可以引起婴儿肉毒病,1 岁以下婴儿肠道内缺乏拮抗肉毒梭菌的正常菌群,可因食用被肉毒梭菌芽孢污染的食品后,芽孢在盲肠部位定居,繁殖后产生毒素,引起中毒。

(四)艰难梭菌

1.微生物学检查

由于本菌的分离培养困难,所以在临床上一般不采用分离培养病原菌的方法,可通过临床表现及毒素检测来进行诊断。

2.临床意义

本菌可产生 A、B 两种毒素,毒素 A 为肠毒素,可使肠壁出现炎症,细胞浸润,肠壁通透性增加,出血及坏死。毒素 B 为细胞毒素,损害细胞骨架,致细胞固缩坏死,直接损伤肠壁细胞,因而导致腹泻及假膜形成。本菌感染与大量使用抗生素有关,如阿莫西林、头孢菌素和克林霉素等,其中以克林霉素尤为常见。艰难梭菌所致假膜性肠炎,患者表现为发热,粪便呈水样,其中可出现大量白细胞,重症患者的水样便中可出现地图样或斑片状假膜。这些症状一般可在使用有关抗生素 1 周后突然出现。

六、无芽孢厌氧菌

(一)主要种类及生物学性状

无芽孢厌氧菌共有 23 个属,与人类疾病相关的主要有 10 个属。见表 8-6。

表 8-6 与人类相关的主要无芽孢厌氧菌

革兰阴性球		革兰阳性	
杆菌	球菌	杆菌	球菌
类杆菌属	韦荣球菌属	短棒菌苗属	消化链球菌属
普雷沃菌属		双歧杆菌属	
卟啉单胞菌属		真杆菌属	
梭杆菌属		放线菌属	

(1)革兰阴性厌氧杆菌有 8 个属,类杆菌属中的脆弱类杆菌最为重要。形态呈多形性,有荚膜。除类杆菌在培养基上生长迅速外,其余均生长缓慢。

(2)革兰阴性厌氧球菌有 3 个属,其中以韦荣球菌属最重要。为咽喉部主要厌氧菌,但在临床厌氧菌分离标本中,分离率<1%,且为混合感染菌之一。其他革兰阴性厌氧球菌极少分离到。

(3)革兰阳性厌氧球菌有 5 个属,其中有临床意义的是消化链球菌属,主要寄居在阴道。本菌属细菌生长缓慢,培养需 5～7 天。

(4)革兰阳性厌氧杆菌有 7 个属,其中以下列 3 个属为主。①短棒菌苗属:小杆菌,无鞭毛,能在普通培养基上生长,需要 2～5 天,与人类有关的有 3 个种,以痤疮短棒菌苗最为常见。②双歧杆菌属:呈多形性,有分支,无动力,严格厌氧,耐酸。29 个种中有 10 个种与人类有关,其中只有齿双歧杆菌与龋齿和牙周炎有关。其他种极少从临床标本中分离到。③真杆菌属:单一形态或多形态,动力不定,严格厌氧,生化反应活泼,生长缓慢,常需培养 7 天。

(二)微生物学检查

要从感染灶深部采取标本。最好是切取感染灶组织或活检标本后立即送检。

1.直接涂片镜检

将采集的标本直接涂片染色镜检,观察细菌形态、染色及菌量,为进一步培养及初步诊断提供依据。

2.分离培养与鉴定

分离培养是鉴定无芽孢厌氧菌感染的关键步骤。标本应立即接种至相应的培养基中,最常用的培养基是以牛心脑浸液为基础的血平板。置 37 ℃厌氧培养 2～3 天,如无菌生长,继续培养 1 周;如有菌生长,则进一步利用有氧和无氧环境分别传代培养,证实为专性厌氧菌后,再经生化反应进行鉴定。

(三)临床意义

无芽孢厌氧菌是一大类寄生于人体的正常菌群,引起的感染均为内源性感染,在一定的致病条件下,可引起多种人类感染。所致疾病如下。

1.败血症

败血症主要由脆弱类杆菌引起,其次为革兰阳性厌氧球菌。

2.中枢神经系统感染

中枢神经系统感染主要由革兰阴性厌氧杆菌引起,常可引起脑脓肿。

3.口腔与牙齿感染

口腔与牙齿感染主要由消化链球菌、产黑素类杆菌等引起。

4.呼吸道感染

呼吸道感染主要由普雷沃菌属、坏死梭杆菌、核梭杆菌、消化链球菌和脆弱类杆菌等引起。

5.腹部和会阴部感染

腹部和会阴部感染主要由脆弱类杆菌引起。

6.女性生殖道感染

女性生殖道感染主要由消化链球菌属、普雷沃菌属和卟啉单胞菌等引起。

7.其他

无芽孢厌氧菌可引起皮肤和软组织感染、心内膜炎等。

七、厌氧球菌

在临床标本中检出的厌氧菌约有 1/4 为厌氧球菌。其中与临床有关的有革兰阳性黑色消化球菌和消化链球菌属及革兰阴性的韦荣球菌属。

(一)黑色消化球菌的临床意义

黑色消化球菌通常寄生在人的体表及与外界相通的腔道中,是人体正常菌群的成员之一。本菌可引起人体各组织和器官的感染(肺部、腹腔、胸膜、口腔、颅内、阴道、盆腔、皮肤和软组织等)。常与其他细菌混合感染,也可从阑尾炎、膀胱炎、腹膜炎及产后败血症的血中分离出来。

(二)消化链球菌属的临床意义

在《伯杰氏系统细菌学手册》1986 年第 2 卷中,把消化链球菌属分成厌氧消化链球菌、不解糖消化链球菌、吲哚消化链球菌、大消化链球菌、微小消化链球菌等共 9 个菌种。本菌在临床标本中以厌氧消化链球菌最常见。产生消化链球菌则很少见。消化链球菌可引起人体各组织和器官的感染,又以混合感染多见。

(三)韦荣球菌属的临床意义

韦荣球菌属有小韦荣球菌和产碱韦荣球菌两个种。它们都是口腔、咽部、胃肠道及女性生殖道的正常菌群。大多见于混合感染,致病力不强,小韦荣球菌常见于上呼吸道感染中,而产碱韦荣球菌则多见于肠道感染。

八、厌氧环境的指示

(一)化学法

亚甲蓝指示剂或刃天青指示剂。

(二)微生物法

专性需氧菌。

第四节　病原性球菌

一、葡萄球菌属

(一)标本采集

根据葡萄球菌感染所致的疾病不同,可采集脓汁、渗出液、伤口分泌物、血液、尿液、粪便、痰液及脊髓液等。

(二)检验方法及鉴定

1.直接镜检

无菌取脓汁、痰、渗出物和脑脊液(离心后取沉渣)涂片,经革兰染色后镜检,如为革兰阳性球菌且呈葡萄状排列,可初步报告为:"找到革兰阳性葡萄状排列球菌,疑为葡萄球菌。"

2.分离培养

血液标本(静脉血约 5 mL)注入 50 mL 葡萄糖肉汤或含硫酸镁肉汤增菌培养,迅速摇匀,以防凝固,置 35 ℃,一般于 24 小时后开始观察有无细菌生长,若均匀混浊、溶血及胶冻状生长,则接种于血琼脂,进一步鉴定,若无细菌生长,于 48～72 小时自行观察(一般以 7 天为限),并接种血琼脂,以确定有无细菌生长。血液标本也可注入商品血培养瓶中培养。

脓汁、尿道分泌物、脑脊液离心沉淀物,通常可直接接种血琼脂。经 35～37 ℃18～24 小时培养,可见直径2～3 mm、产生不同色素的菌落。金黄色葡萄球菌在菌落周围有透明的溶血环。

尿液标本,必要时做细菌菌落计数。

粪便、呕吐物应接种高盐卵黄或高盐甘露醇琼脂平板,经 35 ℃ 18～24 小时培养,可形成细小菌落,48 小时后形成典型菌落。

3.鉴定试验

(1)触酶试验:细菌产生的过氧化氢酶催化双氧水生成水和氧气,产生气泡。方法:取营养琼脂上的菌落置于洁净试管内或洁净玻片上,滴加 3％过氧化氢溶液数滴,观察结果,如立即(1分钟内)有大量气泡产生,则为阳性;不产生或气泡量少,则为阴性。葡萄球菌属为触酶试验阳性。

(2)血浆凝固酶试验:血浆凝固酶是金黄色葡萄球菌所产生的一种与其致病力有关的侵袭性酶,分游离型和结合型两种。其作用是使血浆中的纤维蛋白在菌体表面沉积和凝固,以阻碍吞噬细胞的吞噬。可分别用试管法和玻片法检测。玻片法用于粗筛,若玻片法为可疑或阴性结果,还需用试管法证实。使用的血浆为乙二胺四乙酸(EDTA)抗凝兔血浆。

(3)甘露醇发酵试验。

(4)新生霉素敏感试验:凝固酶阴性的葡萄球菌的鉴别,采用新生霉素敏感试验。一般新生霉素耐药者多为腐生葡萄球菌,敏感者为表皮葡萄球菌。

(5)同时进行体外药物敏感试验,其中对苯唑西林的敏感性测试是必须的,由此可将葡萄球菌分为对苯唑西林敏感的葡萄球菌和对苯唑西林耐药的葡萄球菌。

金黄色葡萄球菌:触酶试验阳性,血浆凝固酶试验阳性,甘露醇发酵试验阳性,对新生霉素敏感。

表皮葡萄球菌:触酶试验阳性,血浆凝固酶试验阴性,对新生霉素敏感。

腐生葡萄球菌:触酶试验阳性,血浆凝固酶试验阴性,对新生霉素耐药。

报告:检出"XXX 葡萄球菌"。

4.耐药性检测

耐甲氧西林的金黄色葡萄球菌,耐甲氧西林的表皮葡萄球菌,耐万古霉素的金黄色葡萄球菌,耐万古霉素的表皮葡萄球菌。

5.临床意义

葡萄球菌感染的特点是感染部位组织的化脓、坏死和脓肿形成。金黄色葡萄球菌、表皮葡萄球菌和腐生葡萄球菌是引起临床感染最常见的葡萄球菌。

(1)金黄色葡萄球菌常引起疖、痈、外科伤口、创伤的局部化脓性感染,播散入血后可引起深部组织的化脓性感染。此外,其产生的肠毒素可引起食物中毒,表现为急性胃肠炎。主要致病物质有血浆凝固酶、葡萄球菌溶血素、杀白细胞素、肠毒素、表皮溶解毒素和毒性休克综合征毒素等。

(2)表皮葡萄球菌是存在于皮肤的正常栖居菌,由于各种导管植入和人造组织的使用,该菌已成为医院感染的重要病原菌,它是导致血培养污染的常见细菌之一。

(3)腐生葡萄球菌是导致尿路感染的常见病原菌之一。

二、链球菌属

链球菌属为触酶试验阴性,兼性厌氧,呈圆形或卵圆形的革兰阳性球菌。在液体培养基中生长时,易形成长链而表现为沉淀生长(但肺炎链球菌为混浊生长)。

(一)标本采集

根据链球菌感染所致疾病不同,可采集脓汁、咽拭、痰、血、尿等标本。

(二)检验方法及鉴定

1.直接镜检

革兰染色,如符合链球菌的形态特征,可初诊。

2.分离培养

血液标本,以无菌操作取两份血液,各 8~10 mL,分别注入肉汤培养基,分别置需氧和厌氧环境中增菌,有细菌生长,然后分别接种于两个血平板,置需氧和厌氧环境中培养。脓汁和咽拭标本接种血平板并涂片染色镜检,若形态似链球菌,革兰阳性,可初诊。上述的培养物经 35 ℃18～24 小时培养后,观察菌落特征和溶血情况。链球菌的菌落通常较小,透明或半透明,似针尖大小,凸起,菌落周围可出现 α 溶血或β溶血,也可不出现溶血。然后取可疑菌落经涂片、染色镜检证实。甲型溶血性链球菌和肺炎链球菌可产生 α 溶血,它们的菌落形态非常相似,应予以区别。猪链球菌在羊血平板上为 α 溶血,在兔血平板上呈β溶血。

3.鉴定

(1)胆汁七叶苷试验:因 D 群链球菌(非 D 群阳球菌)能在 40％胆汁培养基中生长,并可分解七叶苷,使培养基变黑。

(2)Optochin 试验:几乎所有的肺炎链球菌菌株都对 Optochin 敏感,而其他链球菌通常不被其所抑制。

(3)马尿酸钠水解试验:B 群链球菌具有马尿酸氧化酶,使马尿酸水解。

(4)协同溶血试验:羊血平板上 B 群链球菌与金黄色葡萄球菌协同形成箭头状溶血。

(5)杆菌肽敏感试验:化脓性链球菌为阳性。

经涂片染色,分离培养和鉴定试验后即可报告"检出 XXX 链球菌"。

三、肺炎链球菌

肺炎链球菌属链球菌科,链球菌属。

(一)标本采集

取患者的脑脊液、血液或刺破出血斑取出的渗出液。带菌者检查可用鼻咽拭子。

(二)检验方法及鉴定

1.直接涂片检查

除血液标本,其他标本均可做直接涂片检查。经革兰染色,镜检见革兰阳性矛尖状双球菌。

2.分离培养

血液、脑脊液需增菌培养,经葡萄糖硫酸镁肉汤增菌后,肺炎链球菌可呈均匀混浊,而且有绿色荧光。无须增菌培养的脓汁或脑脊液沉渣接种于血琼脂,置 5％～10％CO_2 环境中,经 35 ℃18～24 小时培养后观察菌落,并取可疑菌落做进一步鉴定。

3.鉴定试验

(1)胆汁溶解试验:阳性。

(2)菊糖发酵试验:阳性。

(3)动物试验:小白鼠对肺炎链球菌极为敏感。

(4)荚膜肿胀试验:阳性。

(5)Optochin 试验:阳性。

四、肠球菌属

肠球菌属是肠道的正常栖居菌。对营养要求较高。在血平板上主要表现为 γ 溶血和 α 溶血,需氧或兼性厌氧。触酶试验阴性,多数肠球菌能水解吡咯烷酮-β-萘基酰胺。与同科链球菌的显著区别在于肠球菌能在高盐(6.5%NaCl)、高碱(pH=9.6)、40%胆汁培养基上和 10~45 ℃环境下生长,并对许多抗菌药物表现为固有耐药,如头孢菌素、克林霉素和低浓度的氨基糖苷类药物。目前,肠球菌是革兰阳性菌中仅次于葡萄球菌的重要医院感染病原菌,其所致感染中最常见的为尿路感染,其次为腹部和盆腔等部位的创伤和外科术后感染。临床上分离率最高的是粪肠球菌,其次是屎肠球菌。粪肠球菌的某些菌株在马血、兔血平板上出现 β 溶血环。

(一)微生物学检查

合理采取相应标本,如尿液、脓汁、胆汁、分泌物或血液等,以直接涂片进行初步检查。分离培养后,挑取可疑菌落,进行涂片、染色、镜检、触酶试验、胆汁七叶苷试验和 6.5%NaCl 耐受试验,可鉴定到属。如鉴定到种,还需进行必要的生化试验。对具有临床意义的肠球菌,应进行体外药物敏感试验,一般要测试对 β-内酰胺类尤其是青霉素类(如青霉素、氨苄西林)、万古霉素和氨基糖苷类(如庆大霉素)的敏感性,耐万古霉素肠球菌国外检出率较国内高。根据对庆大霉素的敏感性水平,可将庆大霉素耐药的肠球菌分为庆大霉素高水平耐药株和庆大霉素低水平耐药株。同时也应对 β-内酰胺酶进行测试。

(二)临床意义

常可引起尿路感染,其中大部分为医院感染,还可以引起老年人及有严重基础病患者败血症。另外也可以引起腹腔感染、胆管炎及心内膜炎,脑膜炎少见。

(三)结果评价

由于肠球菌属的种间药物敏感性差异较大,所以临床标本中分离出的肠球菌一般应鉴定到种。药物敏感试验结果中必须注明 β-内酰胺类(如青霉素 G、氨苄西林)的敏感性、庆大霉素的耐药水平(是否为高水平耐药)、万古霉素的敏感性及 β-内酰胺酶测试结果。

五、奈瑟菌属

奈瑟菌属为一大群革兰阴性双球菌,无鞭毛,无芽孢,有菌毛。专性需氧,氧化酶阳性。本属主要有9个种。其中对人致病的是脑膜炎奈瑟菌和淋病奈瑟菌。

(一)脑膜炎奈瑟菌

脑膜炎奈瑟菌是引起流行性脑脊髓膜炎的病原体。

1.微生物学检查

(1)标本采集:血液;瘀斑渗出液;脑脊液;鼻咽分泌物。因本菌能产生自溶酶,易自溶,故采集的标本不宜置冰箱,应立即送检。

(2)检验方法及鉴定。①直接涂片检查:取脑脊液离心后沉淀物涂片或刺破瘀斑血印片,干燥固定后进行革兰染色,若发现中性粒细胞内(或胞外)革兰阴性双球菌,呈肾形成对排列,可初诊。②分离培养:将标本葡萄糖肉汤增菌培养液直接接种于血琼脂平板、巧克力琼脂上,置5%～10% CO_2 环境中,35～37 ℃18～24 小时培养后可见圆形、灰褐色、湿润、光滑、边缘整齐、直径1～2 mm的小菌落,经涂片证实为革兰阴性双球菌,并进一步根据相应的生化反应等试验予以鉴定。③鉴定:该菌的鉴定主要通过氧化酶、糖类发酵和血清学等试验。细菌染色形态;氧化酶试验阳性;触酶试验阳性;分解葡萄糖、麦芽糖产酸不产气;荚膜多糖抗原直接凝集试验。直接镜检形态为革兰染色阴性双球菌时可初诊,经分离培养后见菌落特征典型、生化反应能力弱,只分解葡萄糖、麦芽糖、产生少量酸,氧化酶试验阳性。血清凝集试验阳性,即可报告"检出脑膜炎奈瑟菌"。

2.临床意义

脑膜炎奈瑟菌是流行性脑脊髓膜炎的病原菌。存在于携带者或患者的鼻咽部,借飞沫经空气传播,冬末春初为流行高峰。

3.治疗原则

青霉素 G 为首选,第三代头孢菌素对脑膜炎奈瑟菌也具有很强的抗菌活性。青霉素过敏的患者,可考虑选用第三代头孢菌素或氯霉素。

(二)淋病奈瑟菌

淋病奈瑟菌是淋病的病原体,人类是其唯一的天然宿主和传染源。

1.微生物学检验

(1)标本采集:脓性分泌物,尿道拭子,宫颈口分泌物,结膜分泌物,血液。

(2)检验方法及鉴定。

直接涂片检查:收集标本后立即涂片、革兰染色,镜检时见中性粒细胞内数对革兰阴性双球菌,可初诊。

分离培养:细菌培养仍是目前世界卫生组织推荐的筛选淋病患者的唯一方法。所采集的标本应及时接种含有两种以上抗生素(万古霉素和多黏菌素等)的营养培养基上。淋病奈瑟菌对培养基的营养要求很高,且对冷、热、干燥和消毒剂抵抗力低,故采样后须立即接种于预温的选择性培养基和非选择性培养基中,如巧克力平板,置于含 5%～10% 的 CO_2 环境中,35 ℃培养 48 小时,取小而透明、似水滴状、无色素易乳化菌进一步鉴定。

鉴定:取可疑菌落进行涂片,革兰染色镜检,若见革兰阴性双球菌,可初诊。①生化反应:氧化酶阳性,仅分解葡萄糖产酸。②免疫学方法:荧光抗体染色法、协同凝集试验。③核酸探针杂交法。氧化酶试验阳性,可初诊,并进行相关的生化反应,如仅发酵葡萄糖而不发酵麦芽糖与蔗糖,以及 30% 过氧化氢试验阳性,可与脑膜炎奈瑟菌等相鉴别。

2.临床意义

淋病奈瑟菌是常见的性传播疾病,主要通过性接触直接侵袭感染泌尿生殖道、口咽部及肛门直肠的黏膜。如单纯性淋病、盆腔炎、淋菌性结膜炎。

六、卡他布兰汉菌

本菌为革兰阴性双球菌,直径为 0.6～1.0 μm,无芽孢,无鞭毛,形态上不易与脑膜炎奈瑟菌鉴别,营养要求不高,在普通培养基上 18～20 ℃即可生长,借此可与脑膜炎奈瑟菌鉴别。需氧,菌落光滑,直径为 1～3 mm,不透明,灰白色,菌落易从培养基上刮下。氧化酶和触酶试验阳性,产 DNA 酶,大部分菌株还原硝酸盐和亚硝酸盐,借此可与奈瑟菌属相鉴别。可致中耳炎、鼻窦炎、肺炎。

第五节 放 线 菌

放线菌是一群呈分枝状生长的革兰阳性杆菌。按对氧的需要可分为需氧性放线菌、兼性厌氧放线菌和厌氧性放线菌。对人致病的放线菌可按是否含有分枝菌酸分为两大类,一类不含分枝菌酸,如放线菌属;另一类含有放线菌酸,如诺卡菌属。

一、放线菌属

放线菌属的细菌是革兰阳性无芽孢厌氧杆菌,多为动物体表面,特别是口腔正常菌群的成员,少数可引起内源性感染。其中,衣氏放线菌是人类放线菌病最常见的菌种,牛放线菌主要引起牛放线菌病。

(一)致病性

衣氏放线菌是口腔和生殖道常见的正常菌群,正常情况下并不致病。只在机体抵抗力减弱或受伤时引起内源性感染,导致软组织的化脓性炎症,常出现多发瘘管,排出的脓性物质中含有硫黄颗粒。

(二)微生物学检验

1.标本采集

主要采集脓液和痰液或活检组织。首先检查标本中有无硫黄颗粒,可用灭菌注射器抽取未破脓肿的脓汁做检查。

2.直接镜检

将硫黄颗粒置于玻片上,以盖玻片轻压后镜检。在低倍镜下如见有典型的放射状排列的棒状或长丝状菌体,边缘有透明发亮的棒状菌鞘,即可确定诊断。也可用革兰染色、镜检,颗粒的中心部菌丝体染色为阳性,分枝状菌丝排列不规则,四周放射状的肥大菌鞘可呈阴性。抗酸染色阴性。

二、诺卡菌属

诺卡菌是广泛分布于土壤中的一群需氧性放线菌,多数为腐物寄生性的非病原菌。其中有5~6种诺卡菌可引起人或动物的急性或慢性诺卡菌病。主要为星形诺卡菌和巴西诺卡菌。

(一)致病性

主要为外源性感染。星形诺卡菌主要通过呼吸道引起人的原发性、化脓性肺部感染,产生类似肺结核的症状。也可经肺部病灶转移到皮下组织,产生脓肿及多发性瘘管,或扩散到其他脏器,如引起脑脓肿、腹膜炎等。在病变组织或脓汁可见黄、红、黑等色素颗粒。而巴西诺卡菌可因外伤侵入皮下组织,引起慢性化脓性肉芽肿组织,表现为脓肿及多发性瘘管,好发于足、腿部,故称为足菌肿。

(二)微生物学检验

1.标本采集

可采集痰液、支气管冲洗液、组织渗出液、脓液和脑脊液标本。标本采集后,应仔细查找有无黄、红或黑色颗粒,其直径一般<1 mm。本菌在脑脊液、胸腔穿刺液及痰中多不形成颗粒。

2.直接镜检

如标本中有色素颗粒,取其用玻片压碎涂片,用革兰染色和抗酸染色检查。镜检有革兰阳性(有时染色性不定)纤细的菌丝体和长杆菌,抗酸染色具弱抗酸性,可初步确定为诺卡菌。

3.分离培养

将标本接种于沙保弱琼脂、脑心浸液琼脂等培养基上,置于25～37 ℃需氧环境中,培养2～4天,观察菌落特征。如有黄、橙或红色等色素的湿润菌落,挑取菌落按上述生化鉴别特征进行鉴别。

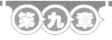

病毒学检验

第一节　疱疹病毒科检验

　　疱疹病毒科是一组中等大小、有包膜的脱氧核糖核酸(DNA)病毒,广泛分布于哺乳动物和鸟类等中,现有 114 个成员,根据其生物学特点可分为 α、β、γ 3 个亚科。

　　疱疹病毒的共同特点如下。①形态特点:病毒体呈球形,核衣壳是由 162 个壳粒组成的 20 面体立体对称结构,基因组为线性双链 DNA,存在末端重复序列和内部重复序列。核衣壳周围有一层厚薄不等的非对称性披膜。最外层是包膜,有糖蛋白刺突。有包膜的成熟病毒直径为120～300 nm。②培养特点:人类疱疹病毒(EB 病毒除外)均能在二倍体细胞核内复制,产生明显的致细胞病变效应,核内出现嗜酸性包涵体。病毒可通过细胞间桥直接扩散。感染细胞同邻近未感染的细胞融合成多核巨细胞。③感染特点:病毒可表现为增殖性感染和潜伏性感染。后者病毒不增殖,其基因的表达受到抑制,稳定地存在于细胞核内,刺激因素作用后可转为增殖性感染。部分病毒还具有整合感染作用,与细胞转化和肿瘤的发生相关。

一、单纯疱疹病毒

(一)生物学特性

　　单纯疱疹病毒(herpes simplex virus,HSV)呈球形,直径为 120～150 nm,由核心、衣壳、被膜及包膜组成,核心含双股 DNA,包括两个互相连接的长片段

(L)和短片段(S),L和S的两端有反向重复序列。衣壳呈20面体对称,衣壳外有一层被膜覆盖,厚薄不匀,最外层为典型的脂质双层包膜,上有突起。包膜表面含gB、gC、gD、gE、gG、gH糖蛋白,参与病毒对细胞吸附/穿入(gB、gC、gD、gE)、控制病毒从细胞核膜出芽释放(gH)及诱导细胞融合(gB、gC、gD、gH),并有诱生中和抗体(gD最强)和细胞毒作用(HSV糖蛋白均可)。

HSV有HSV-1和HSV-2两个血清型,可做酶联免疫吸附测定(ELISA)、DNA限制性酶切图谱分析及酶联免疫吸附测定(DNA)杂交试验等方法区分型别。HSV的抵抗力较弱,易被脂溶剂灭活。

(二)致病性

HSV感染在人群中非常普遍,人类是其唯一的宿主。患者和健康携带者是传染源,主要通过直接密切接触和性接触传播。病毒可经口腔、呼吸道、生殖道黏膜和破损皮肤等多种途径侵入机体。常见的临床表现是黏膜或皮肤局部集聚的疱疹,也可累及机体其他器官出现严重感染,如疱疹性角膜炎、疱疹性脑炎。

1.原发感染

HSV-1原发感染多发生于婴幼儿或儿童,常为隐性感染。感染部位主要在口咽部,还可引起唇疱疹、湿疹样疱疹、疱疹性角膜炎、疱疹性脑炎等疾病。青少年原发性HSV-1感染常表现为咽炎或扁桃体炎。原发感染后,HSV-1常在三叉神经节内终身潜伏,并随时可被激活而引起复发性唇疱疹。

HSV-2原发感染为生殖器疱疹,大多发生在青少年以后,伴有发热、全身不适及淋巴结炎。原发感染后,HSV-2在骶神经节或脊髓中潜伏,随时可被激活而引起复发性生殖器疱疹。

2.潜伏感染和复发

HSV原发感染后,少部分病毒可沿神经髓鞘到达三叉神经节(HSV-1)和骶神经节(HSV-2)细胞或周围星形神经胶质细胞内,以潜伏状态持续存在。当机体抵抗力下降,潜伏的病毒即被激活而增殖,沿神经纤维索下行至感觉神经末梢,到达附近表皮细胞内继续增殖,引起复发性局部疱疹。

3.先天性感染

HSV-2通过胎盘感染,易发生流产、胎儿畸形、智力低下等先天性疾病。新生儿疱疹是在母体分娩时接触HSV-2感染的产道所致(大约占75%),或者出生后获得HSV感染,患儿病死率高达50%。

4.HSV-2感染与肿瘤

HSV-2与宫颈癌发生关系密切,在宫颈癌患者组织细胞内可以检查出

HSV-2 抗原和核酸,并且患者体内存在高效价的 HSV-2 抗体。

HSV 原发感染后 1 周左右血中可出现中和抗体,3～4 周达高峰,可持续多年。这些抗体可中和游离病毒,阻止病毒在体内扩散,但不能消灭潜伏感染的病毒和阻止复发。机体抗 HSV 感染免疫以细胞免疫为主,自然杀伤细胞可杀死 HSV 感染的靶细胞;细胞毒性 T 淋巴细胞和各种细胞因子(如干扰素等),在抗 HSV 感染中也有重要作用。

(三)微生物学检验

1.标本采集和处理

采取皮肤、角膜、生殖器等病变处标本;如怀疑为疱疹性脑膜炎患者,可取脑脊液;播散性 HSV 感染者的淋巴细胞能直接分离病毒。肝素能干扰病毒的分离培养,故不能作为抗凝剂。以上标本经常规抗菌处理后,应尽快用特殊的病毒运输液送达实验室检查。

2.形态学检查

将宫颈黏膜、皮肤、口腔、角膜等组织细胞涂片后,瑞氏-吉姆萨染色镜检,如发现核内包涵体及多核巨细胞,可考虑 HSV 感染;将疱疹液进行电镜负染后观察结果。

3.病毒分离培养

病毒分离培养是确诊 HSV 感染的“金标准”。标本接种人胚肾、人羊膜或兔肾等易感细胞,也可接种于鸡胚绒毛尿囊膜、乳鼠或小白鼠脑内,均可获得较高的分离率。HSV 引起的致细胞病变效应常在 2～3 天出现,细胞出现肿胀、变圆、折光性增强和形成融合细胞等病变特征。HSV-1 和 HSV-2 的单克隆抗体、HSV 特异性核酸探针等可用于鉴定和分型。

4.免疫学检测

免疫学检测对临床诊断意义不大。主要原因:①HSV 特异性抗体出现较迟。②HSV 感染很普遍,大多数正常人血清中都有 HSV 抗体。③HSV 复发性感染不能导致特异性抗体效价上升。因此,血清学检查仅作为流行病学调查,常用检测方法为 ELISA。可将宫颈黏膜、皮肤、口腔、角膜等组织细胞涂片后,用特异性抗体做间接免疫荧光或免疫组化染色检测病毒抗原作为快速诊断之一。

5.分子生物学检测

应用聚合酶链反应(polymerase chain reaction,PCR)或原位杂交技术检测标本中的 HSV-DNA,方法快速、敏感而特异,尤其是脑脊液 PCR 扩增,被认为是诊断疱疹性脑炎的最佳手段。

二、水痘-带状疱疹病毒

(一)生物学特性

水痘-带状疱疹病毒的生物学特性类似于 HSV,其基因组为 125 kb 的双链 DNA,具有 30 多种结构与非结构蛋白,部分与 HSV 有交叉,其中病毒糖蛋白在病毒吸附、穿入过程中发挥重要作用。水痘-带状疱疹病毒能够在人胚组织细胞中缓慢增殖,出现致细胞病变效应较 HSV 局限,可形成细胞核内嗜酸性包涵体。该病毒只有一个血清型。

(二)致病性

水痘-带状疱疹病毒可由同一种病毒引起两种不同的疾病。在儿童中,初次感染引起水痘,而潜伏体内的病毒受到某些刺激后复发引起带状疱疹,多见于成年人和老年人。

水痘是水痘-带状疱疹病毒的一种原发性感染,也是儿童的一种常见传染病,传染性强,2~6 岁为好发年龄,患者是主要传染源。病毒经呼吸道、口咽黏膜、结膜、皮肤等处侵入机体后,在局部黏膜组织短暂复制,经血液和淋巴结播散至单核-吞噬细胞系统,经增殖后再次进入血液(第 2 次病毒血症)而播散至全身各器官,特别是皮肤、黏膜组织,导致水痘。水痘的潜伏期为 14~15 天,水痘的出疹突发,红色皮疹或斑疹首先表现在躯干,然后离心性播散到头部和肢体,随后发展为成串水疱、脓疱,最后结痂。病情一般较轻,但偶可并发间质性肺炎和感染后脑炎。在免疫功能不足或无免疫力的新生儿,细胞免疫缺陷、白血病、肾脏疾病及使用皮质激素、抗代谢药物的儿童中,水痘是一种严重的、涉及多器官的严重感染。儿童时期患过水痘,病毒可潜伏在脊髓后根神经节或颅神经的感觉神经节等部位,当机体受到某些刺激,如外伤、传染病、发热、受冷、机械压迫、使用免疫抑制剂、X 光照射、白血病及肿瘤等细胞免疫功能损害或低下等,均可诱发带状疱疹。复发感染时,活化的病毒经感觉神经纤维轴索下行至皮肤,在其支配皮区繁殖而引起带状疱疹。一般在躯干,呈单侧性,疱疹水疱集中在单一感觉神经支配区,串联成带状,疱液含大量病毒颗粒。患水痘后,机体产生特异性体液免疫和细胞免疫,但不能清除潜伏于神经节中的病毒,故不能阻止病毒激活而发生的带状疱疹。

(三)微生物学检验

根据临床症状和皮疹特点即可对水痘和带状疱疹作出诊断,但症状不典型或者特殊病例则需辅以实验室诊断。临床标本主要有疱疹病损部位的涂片、皮肤刮取物、水疱液、活检组织和血清。可通过病毒分离、免疫荧光、原位杂交或PCR方法检测患者组织或体液中水痘-带状疱疹病毒或其成分。

三、巨细胞病毒

(一)生物学特性

巨细胞病毒具有典型的疱疹病毒形态，完整的病毒颗粒直径为$120\sim200$ nm。本病毒对宿主或培养细胞有高度的种属特异性，人巨细胞病毒只能感染人，在人纤维细胞中增殖。病毒在细胞培养中增殖缓慢，初次分离培养需$30\sim40$天才出现致细胞病变效应，其特点是细胞肿大变圆，核变大，核内出现周围绕有一轮"空晕"的大型包涵体，形似"猫头鹰眼"状。

(二)致病性

人类巨细胞病毒感染非常普遍，可感染任何年龄的人群，且人是巨细胞病毒的唯一宿主。多数人感染巨细胞病毒后为潜伏感染，潜伏部位主要在唾液腺、乳腺、肾脏、白细胞和其他腺体，可长期或间隙排出病毒。通过口腔、生殖道、胎盘、输血或器官移植等多途径传播。随着获得性免疫缺陷综合征、放射损伤、器官移植和恶性肿瘤等的增多，巨细胞病毒感染及其引发的严重疾病日益增加，其临床表现差异很大，可从无症状感染到致命性感染。

1.先天性感染

在先天性病毒感染中最常见，感染母体可通过胎盘传染胎儿，患儿可发生黄疸，肝大、脾大、血小板减少性紫癜及溶血性贫血，脉络膜视网膜炎和肝炎等，少数严重者造成早产、流产、死产或出生后死亡。存活儿童常智力低下、神经肌肉运动障碍、耳聋和脉络视网膜炎等。

2.产期感染

在分娩时，胎儿经产道感染，多数症状轻微或无临床症状，偶有轻微呼吸障碍或肝功能损伤。

3.儿童及成人感染

通过吸乳、接吻、性接触、输血等感染，常为亚临床型，有的也能导致嗜异性抗体阴性单核细胞增多症。由于妊娠、接受免疫抑制治疗、器官移植、肿瘤等因素激活潜伏在单核细胞、淋巴细胞中的巨细胞病毒，引起单核细胞增多症、肝炎、间质性肺炎、视网膜炎、脑炎等。

4.细胞转化及与肿瘤的关系

巨细胞病毒和其他疱疹病毒一样,能使细胞转化,具有潜在的致癌作用。巨细胞病毒的隐性感染率较高,巨细胞病毒 DNA 很可能整合于宿主细胞的 DNA 中,因而被认为在某种程度上与恶性肿瘤的发生有关。在某些肿瘤,如宫颈癌、结肠癌、前列腺癌、卡波西肉瘤中,巨细胞病毒 DNA 检出率高,巨细胞病毒抗体滴度亦高于正常人。

机体的细胞免疫功能对巨细胞病毒感染的发生和发展起重要作用,细胞免疫缺陷者,可导致严重、长期的巨细胞病毒感染,并使机体的细胞免疫进一步受到抑制。

(三)微生物学检验

1.标本采集

收集鼻咽拭子、咽喉洗液、中段尿、外周血、脑脊液、羊膜腔液、急性期和恢复期双份血清等。

2.形态学检查

标本经离心后取沉渣涂片,吉姆萨染色镜检,观察巨大细胞及包涵体,可用于辅助诊断,但阳性率不高。

3.病毒分离培养

病毒分离培养是诊断巨细胞病毒感染的有效方法,人胚肺成纤维细胞最常用于巨细胞病毒培养,在培养细胞中病毒生长很慢,需 1～2 周出现致细胞病变效应,一般需观察 4 周,如有病变即可诊断。也可采用离心培养法。

4.免疫学检测

(1)抗原检测:采用特异性免疫荧光抗体,直接检测白细胞、活检组织、组织切片、支气管肺泡洗液等临床标本中的巨细胞病毒抗原。在外周血白细胞中测出巨细胞病毒抗原表明有病毒血症,该法敏感、快速、特异。

(2)抗体检测:采用酶免疫分析、免疫荧光等方法检测巨细胞病毒抗体,以确定急性或活动性巨细胞病毒感染、了解机体的免疫状况及筛选献血者和器官移植供体。免疫球蛋白 M(IgM)抗体只需检测单份血清,用于活动性巨细胞病毒感染的诊断。特异性免疫球蛋白 G(IgG)抗体需测双份血清以作出临床诊断,同时了解人群感染状况。

5.分子生物学检测

(1)核酸杂交:原位杂交能检测甲醛固定和石蜡包埋组织切片中的巨细胞病毒核酸,可直接在感染组织中发现包涵体,并可作为巨细胞病毒感染活动性诊断。

（2）PCR：在一些特殊的巨细胞病毒感染中有着重要的价值，如巨细胞病毒脑炎的脑脊液标本。先天性巨细胞病毒感染患儿的尿液、羊水、脐血标本等。但PCR阳性很难区分感染状态，其检出也不一定与病毒血症和临床症状一致。为了减少由潜伏感染而导致的PCR假阳性结果，可用定量PCR弥补其不足，在分子水平监测巨细胞病毒感染、区分活动性与潜伏感染。

四、EB病毒

（一）生物学特性

EB病毒是疱疹病毒科嗜淋巴病毒属。EB病毒抗原分为两类：①病毒潜伏感染时表达的抗原，包括EB病毒核抗原和潜伏感染膜蛋白，这类抗原的存在表明有EB病毒基因组。②病毒增殖性感染相关的抗原，包括EB病毒早期抗原和晚期抗原，如EB病毒衣壳抗原和EB病毒膜抗原。EB病毒早期抗原是病毒增殖早期诱导的非结构蛋白，EB病毒早期抗原标志着病毒增殖活跃和感染细胞进入溶解性周期；EB病毒衣壳抗原是病毒增殖后期合成的结构蛋白，与病毒DNA组成核衣壳，最后出芽获得宿主的质膜装配成完整病毒体；膜抗原是病毒的中和性抗原，能诱导产生中和抗体。EB病毒具有感染人和某些灵长类动物B淋巴细胞的专一性，并能使受感染细胞转化。

（二）致病性

EB病毒在人群中广泛感染，95%以上的成人存在该病毒的抗体。幼儿感染后多数无明显症状，或引起轻症咽炎和上呼吸道感染。青春期发生原发感染，约有50%出现传染性单核细胞增多症。主要通过唾液传播，也可经输血传播。EB病毒在口咽部上皮细胞内增殖，然后感染B淋巴细胞，这些细胞大量进入血液循环而造成全身性感染，并可长期潜伏在人体淋巴组织中。当机体免疫功能低下时，潜伏的病毒活化形成复发感染。由EB病毒感染引起或与EB病毒感染有关疾病主要有3种。

1.传染性单核细胞增多症

传染性单核细胞增多症是一种急性淋巴组织增生性疾病。多为青春期初次感染EB病毒后发病。典型症状为发热、咽炎和颈淋巴结肿大。随着疾病的发展，病毒可播散至其他淋巴结。肝大、脾大，肝功能异常，外周血单核细胞增多，并出现异型淋巴细胞。偶尔累及中枢神经系统（如脑炎）。某些先天性免疫缺陷的患儿可呈现致死性传染性单核白细胞增多症。

2.Burkitt 淋巴瘤

Burkitt 淋巴瘤多见于 5～12 岁儿童,在中非新几内亚和美洲温热带地区呈地方性流行。好发部位为颜面、腭部。所有患者血清含 EB 病毒抗体,其中 80% 以上滴度高于正常人。在肿瘤组织中发现 EB 病毒基因组,故认为 EB 病毒与此病关系密切。

3.鼻咽癌

我国南方及东南亚是鼻咽癌高发区,多发生于 40 岁以上中老年人。HBV 与鼻咽癌关系密切,表现为:①所有病例的癌组织中有 EB 病毒基因组存在和表达。②患者血清中有高效价 EB 病毒抗原的 IgG 和免疫球蛋白 A(IgA)抗体。③病例中仅有单一病毒株,提示病毒在肿瘤起始阶段已进入癌细胞。

人体感染 EB 病毒后能诱生 EB 病毒核抗原抗体、早期抗原抗体、壳抗原抗体及膜抗原抗体。已证明膜抗原抗体能中和 EB 病毒。体液免疫能阻止外源性病毒感染,却不能消灭病毒的潜伏感染。一般认为细胞免疫对病毒活化的"监视"和清除转化的 B 淋巴细胞起关键作用。

(三)微生物学检验

1.标本采集

采集唾液、咽漱液、外周血细胞和肿瘤组织等标本。

2.病毒分离培养

上述标本接种人脐带血淋巴细胞,根据转化淋巴细胞的效率确定病毒的量。

3.免疫学检测

(1)抗原检测:采用免疫荧光法检测病毒特异性蛋白质抗原(如 EB 病毒核蛋白等)。

(2)抗体检测:用免疫荧光法或免疫酶法,检测病毒壳抗原 IgA 抗体或早期抗原 IgA 抗体,滴度≥1∶10或滴度持续上升者,对鼻咽癌有辅助诊断意义。传染性单核细胞增多症患者血清中壳抗原 IgM 抗体阳性率较高,抗体效价>1∶224有诊断意义。

4.分子生物学检测

利用核酸杂交和 PCR 或反转录聚合酶链反应,可在病变组织内检测病毒核酸和病毒基因转录产物。但核酸杂交法的敏感性低于 PCR。

五、其他疱疹病毒

(一)人类疱疹病毒 6 型

人类疱疹病毒 6 型(human herpes virus6,HHV-6)在人群中的感染十分普遍,60%～90%的儿童及成人血清中可查到 HHV-6 抗体,健康带毒者是主要的传染源,经唾液传播。HHV-6 的原发感染多见于 6 个月至 2 岁的婴儿,感染后多无症状,少数可引起幼儿丘疹或婴儿玫瑰疹。常急性发病,先有高热和上呼吸道感染症状,退热后颈部和躯干出现淡红色斑丘疹。

在脊髓移植等免疫功能低下的患者中,体内潜伏的 HHV-6 常可被激活而发展为持续的急性感染,并证实与淋巴增殖性疾病、自身免疫性疾病和免疫缺陷患者感染等有关。随着器官移植的发展和获得性免疫缺陷综合征患者的增多,HHV-6感染变得日益重要。

病原体检查可采集早期原发感染患儿的唾液和外周血淋巴细胞标本,接种激活的人脐血或外周血淋巴细胞做 HHV-6 病毒分离;也可用原位杂交和 PCR技术检测受感染细胞中的病毒 DNA。间接免疫荧光法常用于测定病毒 IgM 和IgG 类抗体,以确定是近期感染还是既往感染。

(二)人类疱疹病毒 7 型

人类疱疹病毒 7 型(human herpes virus7,HHV-7)与 HHV-6 的同源性很小。是一种普遍存在的人类疱疹病毒,75%的健康人唾液可检出此病毒。从婴儿急性、慢性疲劳综合征和肾移植患者的外周血单核细胞中均分离出 HHV-7。绝大多数人都曾隐性感染过 HHV-7,2 岁以上的婴儿 HHV-7 抗体阳性率达92%。HHV-7 主要潜伏在外周血单核细胞和唾液腺中,唾液传播是其主要的传播途径。

该病毒的分离培养条件与 HHV-6 相似,特异性 PCR、DNA 分析等试验可用于病毒鉴定。因 CD4 分子是 HHV-7 的受体,抗 CD4 单克隆抗体可抑制HHV-7 在 $CD4^+$ T 淋巴细胞中增殖。由于 HHV-7 与人类免疫缺陷病毒的受体皆为 CD4 分子,两者之间的互相拮抗作用,将为人类免疫缺陷病毒的研究开辟新的途径。

(三)人类疱疹病毒 8 型

人类疱疹病毒 8 型(human herpes virus8,HHV-8),1993 年从获得性免疫缺陷综合征患者伴发的卡波西肉瘤组织中发现。该病毒为双链 DNA(165 kb),主要存在于获得性免疫缺陷综合征卡波西肉瘤组织和获得性免疫缺陷综合征患者淋巴瘤组织中。HHV-8 与卡波西肉瘤的发生、血管淋巴细胞增生性疾病及一些增生性皮肤疾病的发病有关。

第二节　风疹病毒检验

风疹病毒为披膜病毒科风疹病毒属的唯一成员,只有一个血清型;是风疹的病原体,也是第一个被证明具有致畸性的病毒。

一、生物学特性

(一)形态结构

风疹病毒呈不规则球形,直径为 50～70 nm,病毒体内含一直径约为 30 nm 的核心,外被双层包膜,包膜表面嵌有含凝血和溶血活性的刺突。

(二)基因组

病毒核酸为单股正链核糖核酸(RNA),全长约 9.7 kb,含两个可读框。5′端的可读框编码两个非结构蛋白,参与病毒的复制。3′端可读框编码 3 种结构蛋白,分别是衣壳蛋白 C 和胞膜糖蛋白 E_1、E_2,均为病毒的主要蛋白抗原;E_1 和 E_2 共同构成病毒胞膜表面的刺突。

(三)培养特性

风疹病毒能在人羊膜细胞、兔或猴肾细胞等多种培养细胞中增殖,并在某些细胞中引起细胞病变。

(四)抵抗力

该病毒对乙醚等脂溶剂敏感,不耐热,紫外线可使其灭活。

二、致病性

人类是风疹病毒的唯一自然宿主,风疹病毒感染分为先天和后天两种。后天感染即为通常说的风疹。病毒主要通过飞沫传播。人群普遍对风疹病毒易感,但以儿童最多见。病毒经呼吸道黏膜侵入机体,在颈部淋巴结增殖,约 7 天后入血并扩散至全身,引起风疹。主要表现为低热、咽痛,面部出现红疹并逐渐延及全身,同时伴有耳后和枕下淋巴结肿大。成人症状一般较重,除皮疹外,还可出现关节炎、血小板减少性紫癜,少数严重者发生疹后脑炎或脑脊髓膜炎。

风疹病毒还可发生垂直传播,即先天感染,是常见的先天致畸病毒之一。妊娠早期孕妇感染后,风疹病毒可经胎盘感染胎儿,特别是妊娠前 3 个月感染,胎儿感染的风险可高至 90％。病毒在胎儿的器官细胞中增殖,虽不破坏这些细胞,但能使其生长速度减慢,导致出生时器官细胞数少于正常婴儿,形成严重的畸形和功能障碍,包括血管缺陷、白内障、耳聋、先天性心脏病、智力低下等,即先天性风疹综合征,亦可导致流产或死胎等。先天性风疹综合征可以表现为畸形和非畸形,有即发和迟发、暂时和永久性损害的不同表现。

风疹病毒感染后,机体能获得牢固的免疫力,因此对儿童和育龄妇女有计划地接种风疹疫苗,对于优生优育有重要意义。

三、微生物学检验

妊娠早期检测风疹病毒的感染对于减少畸形儿非常重要,已成为我国孕妇围生期优生检测的常规指标。

(一)病毒分离培养

采集咽拭子、外周血单核细胞、新生儿血浆或尿液,接种 Vero 细胞后,通过电镜检查病毒颗粒或用抗体检测病毒抗原确证,该法可鉴定风疹病毒,但耗时长且不敏感,故不作为诊断的常规方法。

(二)免疫学检测

目前主要采用 ELISA、血凝抑制试验、乳胶凝集试验、免疫荧光抗体试验、血凝抑制试验等检测血清中的 IgG 或 IgM 抗体,或检测胎儿绒毛膜中的病毒抗原。

(三)分子生物学检测

利用反转录聚合酶链反应、核酸杂交等方法检测羊水或绒毛尿囊膜中病毒的 RNA,其中反转录聚合酶链反应具有快速、灵敏度高和特异性强的特点,适用于风疹病毒感染的快速和早期诊断,也可用于大样本的初筛。

第三节　轮状病毒检验

人类轮状病毒属呼肠病毒科的轮状病毒属,由澳大利亚 Bishop 等人于 1973 年在急性胃肠炎儿童的十二指肠超薄切片中首先发现,因病毒颗粒形似轮状而得名。轮状病毒是婴幼儿急性胃肠炎的主要病原体,也是哺乳动物和鸟类腹泻的重要病原体。人类轮状病毒的感染是一种发病率很高的疾病,世界各地均有发生,发展中国家和地区尤为严重。

一、生物学特性

(一)形态结构

病毒颗粒呈球形,直径为 60～80 nm,无包膜,双层衣壳,20 面体对称。内衣壳的壳微粒沿着病毒体边缘呈放射状排列,形同车轮辐条,故称为轮状病毒。轮状病毒有双壳颗粒与单壳颗粒两种形态,前者为成熟病毒颗粒,具有完整的外层多肽衣壳,又称 L 毒粒,具有传染性;后者因在自然条件下失去外壳,形成粗糙单壳颗粒,又称 D 毒粒,无传染性。

(二)基因组

病毒体核心为双股链状 RNA,全长约 18.6 kb,由 11 个不连续的节段组成,由于这些片段在聚丙烯酰胺凝胶电泳中的迁移率不同而形成特征性的电泳图谱(电泳型),据此可进行病毒的快速鉴定。每个 RNA 节段各含一个可读框,分别编码 6 个结构蛋白(VP1～4,VP6,VP7)和 5 个非结构蛋白(NSP1～5)。VP6 位于内衣壳,具有组和亚组的特异性。VP4、VP7 是中和抗原,位于外衣壳,决定病毒的血清型;此外,VP4 为病毒的血凝素,与病毒吸附宿主易感细胞有关。VP1～3 位于病毒核心,分别为 RNA 聚合酶、转录酶成分和与帽形成有关的蛋白。非结构蛋白为病毒酶或调节蛋白,在病毒复制中起重要作用。

(三)分型

根据病毒蛋白 VP6 抗原性不同,目前将轮状病毒分为 A～G 7 个组,人类轮状病毒属 A、B、C 3 组,这 3 组病毒既可感染人,也可感染动物;D～G 组目前仅在动物体内发现。每组轮状病毒又可分为若干血清型,其中 A 组病毒根据 VP7 可分 15 个 G 型,根据 VP4 可分 23 个 P 型,根据 VP6 可分为 4 个亚组。

(四)培养特性

需选恒河猴胚肾细胞、非洲绿猴肾传代细胞等特殊的细胞株培养。病毒多肽 VP3 能限制病毒在细胞中的增殖,故培养前应先用胰酶处理病毒,以降解该多肽。

(五)抵抗力

轮状病毒对理化因素有较强的抵抗力。耐酸、碱,在 pH 3.5～10.0 环境中具有感染性;室温传染性可保持 7 个月,经乙醚、氯仿、反复冻融、超声、37 ℃

1 小时等处理仍具有感染性。95％的乙醇或 56 ℃加热30 分钟可灭活病毒。

二、致病性

轮状病毒的感染呈全球性分布,A～C 组可引起人和动物腹泻;D～G 只能引起动物腹泻。其中,人类轮状病毒感染以 A 组最为常见,是引起 6 个月至 2 岁的婴幼儿严重胃肠炎的主要病原体;B 组主要发现在中国引起成人轮状病毒腹泻;C 组引起散发性腹泻,偶有小规模暴发流行。轮状病毒主要通过粪-口途径传播,偶可通过呼吸道传播,传染源是患者和无症状带毒者;其感染的高峰季节随地理区域不同而有所变动,在我国多发于秋季和初冬。

轮状病毒有非常特异的细胞趋向性,在体内仅感染小肠绒毛顶端的肠上皮细胞。病毒侵入人体后,进入小肠黏膜绒毛细胞内大量增殖,造成微绒毛萎缩、脱落和细胞溶解死亡,导致吸收功能障碍,乳糖等不能被吸收而滞留在肠内,使肠黏膜与肠腔渗透压改变,导致渗透性腹泻。受损细胞脱落至肠腔而释放大量病毒并随粪便排出。病毒非结构蛋白 P4 具有肠毒素样活性,能刺激腺窝细胞增生、分泌功能亢进,水和电解质分泌增加,妨碍钠和葡萄糖的吸收,导致严重腹泻。

轮状病毒胃肠炎病情差别较大,6～24 月龄小儿症状重,而较大儿童或成年人多为轻型或亚临床感染。病毒感染后潜伏期为 24～48 小时,然后突然发病,临床表现为水样泻、呕吐,伴有轻、中度发热,严重时可导致脱水和电解质平衡紊乱,如不及时治疗,可能危及生命,是导致婴幼儿死亡的主要原因之一。部分病例在出现消化道症状前,常有上呼吸道感染症状;多数病例病程为 3～7 天,一般为自限性,可完全恢复。

三、微生物学检验

由于轮状病毒较难培养,临床标本中病毒分离率极低,故细胞培养一般不作为常规检测手段。

(一)形态学检查

形态学检查是检测轮状病毒感染的最准确、可靠和快速的方法。采集患者水样便经磷酸钨负染在电镜下观察病毒颗粒,或用免疫电镜检查病毒-抗体复合物。

(二)免疫学检测

采用 ELISA、反向间接血凝、乳胶凝集等方法检测病毒抗原,可以定量,并可进行 P、G 分型。

(三)分子生物学检测

提取标本中的病毒 RNA,用 10％的不连续聚丙烯酰胺凝胶电泳后硝酸银染色,根据 11 个节段的双链 RNA 的电泳图谱,可判断病毒的感染,但与血清型不一致。此外,也可用核酸杂交或反转录聚合酶链反应等技术进行检测和分型鉴定。

第四节　腺病毒检验

腺病毒因 Rowe 等于 1953 年首先从腺体细胞(扁桃体)中分离出而得名,属腺病毒科哺乳动物腺病毒属,是一群分布十分广泛的 DNA 病毒,共约 100 个血清型。感染人的腺病毒有 49 个型,统称为人腺病毒,根据其生物学性状分为 A～F 6组(或亚属),能引起人类呼吸道、胃肠道、泌尿系统及眼的疾病,少数对动物有致癌作用。

一、生物学特性

(一)形态结构

腺病毒呈球形,直径为 70～90 nm,核酸为双股线状 DNA,没有包膜,核衣壳 20 面体立体对称。衣壳由 252 个壳粒组成,其中位于 20 面体顶端的 12 个顶角的壳粒是五邻体,每个五邻体由基底伸出 1 根末端有顶球的纤维突起;其余 240 个壳粒是六邻体。五邻体和六邻体是腺病毒的重要抗原,在病毒检测和疾病诊断中具有重要意义。五邻体基底部分具有毒素样活性,能引起细胞病变,并使细胞从生长处脱落;纤维突起与病毒凝集大白鼠或恒河猴红细胞的活性有关。

(二)培养特征

人腺病毒在鸡胚中不能生长,仅能在人源组织细胞内增殖生长,人胚肾细胞最易感染,病毒增殖后引起细胞病变,细胞肿胀变圆,呈葡萄状聚集,并在核内形成嗜酸性包涵体。

(三)抵抗力

腺病毒对理化因素抵抗力较强,对酸、碱、温度耐受范围宽,4 ℃ 70 天或 36 ℃ 7 天感染力无明显下降,pH 为 6.0～9.5 环境中感染力也无改变,对乙醚不敏感。但紫外线照射 30 分钟或 56 ℃ 30 分钟可灭活。

二、致病性

腺病毒主要通过呼吸道、消化道和眼结膜等传播。在已知的 49 个血清型中,约有 1/3 与人类致病有关,同一血清型可引起不同的疾病,不同血清型也可引起同一种疾病。病毒主要感染儿童,大多无症状,成人感染少见。

病毒在咽、结膜尤其是小肠上皮细胞内增殖,偶尔波及其他脏器,隐性感染常见。疾病一般为自限性,感染后可获得长期持续的特异性免疫力。A、B 组病毒在某些新生动物中可诱发肿瘤,对人未发现致癌作用。

三、微生物学检验

(一)标本采集

根据疾病的类型,采集咽拭子、鼻腔洗液、角膜拭子、肛拭子、尿液、粪便、血液等标本。

(二)形态学检查

对于可疑患者的粪便等标本,可用负染电镜免疫或电镜技术直接进行形态检测,作出快速诊断。

(三)病毒分离培养

上述标本接种原代细胞(人胚肾)或传代细胞,出现致细胞病变效应后,可用荧光或酶标记的抗体进行鉴定,或用中和试验、血凝抑制试验等鉴定病毒的型别。

(四)免疫学检测

用 ELISA、免疫荧光、中和试验、补体结合试验等检测患者双份血清中的特异性 IgG。

(五)分子生物学检测

提取标本中的病毒 DNA 后,利用 PCR、核酸杂交或限制性内切酶酶切进行技术检测,可进行快速诊断。

参 考 文 献

[1] 张桂珍.现代医学检验学[M].天津:天津科学技术出版社,2019.

[2] 宋鹏宇.实用医学检验技术[M].天津:天津科学技术出版社,2019.

[3] 李林海.医学检验临床应用[M].北京:科学技术文献出版社,2018.

[4] 杜伟鹏.医学检验学诊断应用[M].哈尔滨:黑龙江科学技术出版社,2019.

[5] 崔巍.医学检验科诊断常规[M].北京:中国医药科技出版社,2020.

[6] 孟令国.医学检验与临床应用[M].天津:天津科学技术出版社,2019.

[7] 曹文霞.临床医学检验[M].北京:科学技术文献出版社,2018.

[8] 李兴国.实用医学检验技术[M].天津:天津科学技术出版社,2018.

[9] 张田玲.医学检验与临床[M].北京:科学技术文献出版社,2019.

[10] 陈红.医学检验与临床分析[M].北京:科学技术文献出版社,2019.

[11] 韩宁,陈志刚,常永红.医学检验学[M].昆明:云南科技出版社,2018.

[12] 尹萌.实用医学检验与临床[M].北京:中国纺织出版社,2019.

[13] 李彬先.实用医学检验学[M].昆明:云南科技出版社,2018.

[14] 彭娟.医学检验基础与临床[M].天津:天津科学技术出版社,2019.

[15] 呼奇轩.临床医学检验技术[M].北京:科学技术文献出版社,2019.

[16] 陈惠中.精编医学检验与分子诊断[M].北京:金盾出版社,2018.

[17] 王立平.现代临床医学检验[M].天津:天津科学技术出版社,2019.

[18] 许新村.现代检验医学与检验技术[M].北京:中国纺织出版社,2019.

[19] 李明洁.实用临床检验[M].沈阳:沈阳出版社,2020.

[20] 徐创新.医学检验与临床[M].天津:天津科学技术出版社,2018.

[21] 王均梅.现代医学检验技术与应用[M].北京:科学技术文献出版社,2019.

[22] 肖静,余道军,王新华.现代医学检验技术[M].天津:天津科学技术出版社,2018.

[23] 吴文菊.医学检验基础与临床应用[M].北京:科学技术文献出版社,2019.

[24] 路荣忠.精编医学检验技术与诊断[M].天津:天津科学技术出版社,2019.

[25] 于浩.临床医学检验技术[M].北京:科学技术文献出版社,2018.

[26] 王娜娜.新编临床医学检验技术[M].哈尔滨:黑龙江科学技术出版社,2019.

[27] 段丽华.医学检验技术与临床应用[M].昆明:云南科技出版社,2019.

[28] 蒋鸿超.医学检验理论与临床诊断[M].北京:科学技术文献出版社,2019.

[29] 徐燕.现代临床检验医学[M].北京:科学技术文献出版社,2018.

[30] 苏艾云.实用医学检验与临床应用[M].北京:中国纺织出版社,2019.

[31] 韩来新.临床医学检验技术与诊断[M].天津:天津科学技术出版社,2019.

[32] 曹春杰.医学检验学[M].昆明:云南科技出版社,2018.

[33] 向延根.临床检验手册[M].长沙:湖南科学技术出版社,2020.

[34] 刘梦阳.临床医学检验技术与应用[M].北京:科学技术文献出版社,2019.

[35] 孙芳.临床医学检验进展与实践[M].天津:天津科学技术出版社,2019.

[36] 贺华莉.论临床检验的血常规检验[J].中西医结合心血管病杂志(电子版),2019,7(26):70,73.

[37] 张静.临床检验中影响尿液检验结果的因素分析[J].世界最新医学信息文摘,2019,19(56):172,176.

[38] 王灵艳.医学检验中血液细胞检验的质量控制影响因素[J].临床研究,2021,29(7):131-132.

[39] 李华.血液检验诊断贫血的临床价值分析[J].大医生,2019,4(4):38-39.

[40] 崔爱玲.医学检验血液标本质量的影响因素和控制对策[J].世界最新医学信息文摘,2021,21(47):230-231.